Die Metamorphische Methode

Gaston Saint-Pierre und
Debbie Boater

Die Metamorphische Methode

Grundlagen und Anwendung

Edition Plejaden

Allen, die an dem großen Mysterium der Umwandlung beteiligt sind.

Titel der Originalausgabe: The Metamorphic Technique, Principles and Practice
erschienen bei Element Books Limited
Tisbury, Wiltshire, England

Aus dem Englischen von Rotraut Mellin und Peter A. Gries
unter Mitarbeit von Alexander Willige und Rainer Siebert

Satz: Jäger Fotosatz, West-Berlin
Druck: MovimentoDruck, West-Berlin
Bindung: Villwock, West-Berlin

Vertrieb: Edition Plejaden
Manteuffelstr. 47, D-1000 Berlin 36

Vertrieb für die Schweiz: Gyandip
Baumackerstr. 42, CH-8050 Zürich

Einzelexemplare des Buches können von Edition Plejaden bezogen werden durch Einzahlung von DM 20,– (enthält Porto und Verpackung) auf das Postscheckkonto Berlin-West Nr. 235 57–106 mit dem Kennwort *Bestellung Metamorphische Methode* auf dem Empfängerabschnitt oder durch Einsendung eines Verrechnungschecks.

Eine Mitgliederliste der „Methamorphic Association" (Sitz in London) ist beim Verlag erhältlich.

ISBN 3-88419-018-0

Inhalt

Danksagung

Die Autoren bedanken sich besonders bei: Robert St John, ohne den nichts von alldem hätte geschehen können; Jill Archer, die uns beiden so viel Kraft und Unterstützung gegeben hat; Kate Prentice, die immer da war, wenn Debbie ausfiel; Barbara D'Arcy Thompson, Helen Chittick, Dr. Brian Goodwin und Jeffrey Lies für ihren unschätzbaren Rat und ihre Kritik; Marigold und Antony Dick, Jenny Young, Guy Gladstone und Osmond Phillips für ihre Hilfe und Liebe; Michael Mann, der die geduldigste Hebamme war und alles ermöglichte; und schließlich, aber auf keinen Fall als letzte all den Patienten, Studenten und Kollegen, die ihre Erkenntnisse, Entdeckungen, Freuden und Ängste mit uns teilten.
Danke.

Wir bedanken uns auch bei John Shane für die Erlaubnis, sein sehr besonderes „Lied vom Selbst-Heilen" wiedergeben zu dürfen.

Vorwort

„Die Metamorphische Methode“ bietet eine ausgezeichnete Basis für die Metamorphosis und ist allen eine Hilfe, die wirklich daran interessiert sind, tiefer in die praktische Anwendung dieser Methode und ihrer Grundlagen einzudringen. Es ist eine sehr aufregende Tatsache, daß die Metamorphosis allmählich allgemein bekannt wird. Je mehr darüber geschrieben wird, desto besser.

Wir wissen aus der Vergangenheit, wie solche Arbeiten sich in verschiedene „Lehrsysteme“ aufspalten können. Dies ist eines der Dinge, die ich in meinen Lehren und Schriften zu vermeiden versucht habe, und ich freue mich darüber, wie die Autoren die Grundlagen und Ziele dieser Arbeit beibehalten haben.

Die Autoren haben einen außerordentlich gut belegten Versuch unternommen, all das darzustellen, worum es in dieser Arbeit geht. Ich bin zuversichtlich, daß dieses Buch sehr vielen Interessierten den Weg eröffnen wird. Ich freue mich auf seine Veröffentlichung.

November 1981 ROBERT ST JOHN

LIED VOM SELBST-HEILEN

Mögen die heilenden Kräfte
von Sonne, Mond und Sternen
und den Planeten auf ihrer Bahn
mich durchfließen,
mich durchfließen.

Und wie ein Fluß
die Fülle der Regen
den Meeren zurückströmt,
möchte ich allen,
denen es mangelt,
das Wissen des Weges
rückeignen,
um in sich
die Einheit der Energie
zu verstehen,
die in allen Formen tanzt,
vom kleinsten Atom
zur größten Galaxie.

Und möge ich
im Aufbrechen einer Sekunde
das Entfalten von Unendlichkeit
in mir sehen
und darin frei sein,
und darin frei sein.

Möge die heilende
Kraft der Luft,
die alle atmen müssen,
unser Teilen zeigen,
unser Teilen zeigen,
und wie wir
mit jedem Atem
Leben und Tod ausgleichen,
Leben und Tod ausgleichen.

Möge die heilende
Kraft des Wassers
mich wachsen lassen,
mich wachsen lassen,
auf daß ich lerne,
loszulassen
und jeden Augenblick
im Fließen lebe.

Möge die heilende
Kraft der Erde
mich neu gebären,
mich neu gebären,
auf daß ich erkenne
den gleichen Wert
der vielen Formen
des Lebens,
und so in mir
den Kampf beende.

Möge die heilende
Kraft des Feuers
meines Herzens
wahres Verlangen
entfachen,
mich höher treiben,
mich höher treiben.

Möge die heilende
Kraft des Lichtes
meine Sehweise erhellen,
daß sich in mir
alle scheinbaren Gegensätze
vereinen,
und ich falsch und recht
überschreite,
weil ich Leben nicht mehr
in schwarz und weiß begreife.

Möge die heilende
Kraft des Tones
durch meine Stimme hindurch
zu allem fließen
und mein Ohr einstimmen
auf alles Hörbare,
auf daß mein Geist
klar werde
und ich
frei von Hoffnung und Furcht.

In Stille ohne Mittelpunkt
möge ich
die heilende Gnade
licht strahlender Leere
als das Wesen
meines Geistes
erkennen,
und möge ich darin
alle einengenden Begriffe
von Geburt und Tod überwinden
und falsche Vorstellungen von Zeit
überschreiten.

Durch die heilende Kraft,
die dieses Lied herbeiruft,
möge ich
und alle Leidenden
jetzt wachsen in ihre Kraft,
und mögen alle Herzen
den Frieden erfahren,
den sie ersehnen.

JOHN SHANE 1978

1 Einführung

Arzneimittel und Nahrung üben einen bestimmten chemischen Einfluß auf Blut und Gewebe aus. So lange man Nahrung zu sich nimmt, warum sollte man da verleugnen, daß Arzneimittel und andere materielle Hilfsmittel auch auf den Körper wirken? Sie sind so lange nützlich, wie das materielle Bewußtsein im Menschen vorherrscht. Sie haben allerdings ihre Grenzen, da sie von außen angewendet werden. Die besten Methoden sind solche, die der Lebensernergie helfen, ihre innere Heilungsarbeit wieder aufzunehmen.

PARAMAHANSA YOGANANDA[1]

Während der letzten fünfzig Jahre hat der Mensch eine Explosion der Grenzen seines Verstandes und des Gebrauchs seiner Kraft erlebt, da Psychologie und Physik seinem Verständnis von Wirklichkeit riesige neue Einblicke eröffnet haben. Dies hat eine Unmenge an Information hervorgebracht, und je mehr verfügbar wird, desto mehr erweitert sich unser Verständnis für die Geheimnisse des Universums. Mit dieser Bewegung hat sich unsere Herangehensweise an Medizin und Therapie erweitert und wir haben tiefere Einsicht in die Funktionszusammenhänge von Körper und Geist als einer Einheit gewonnen. Dies hat uns zu der Auffassung einer ganzheitlichen Medizin geführt, die erkennt, daß ein Mensch nicht als Sammlung von einzelnen Teilen, sondern als eine zusammenwirkende lebende Einheit behandelt werden muß, und daß wir die Fähigkeit, uns selbst zu heilen, in uns tragen.

Eine dieser Erkenntnisse war die Metamorphische Methode, die dieser Fähigkeit zur Selbst-Heilung eine konkrete Form gibt und damit einen Gedanken in die Praxis umsetzt, der über Jahrhunderte hinweg immer wieder aufgetaucht ist. Obgleich dieser Gedanke einfach und naheliegend scheint, hatte der begrenzte Verstand Schwierigkeiten, ihn zu begreifen: Leben selbst ist der große Heiler.

Leben ist ein Faktor, der alles durchdringt und doch über alles hinausgeht. Es ist und handelt als eine Kraft in der Materie, und diese Kraft nennen wir die Lebenskraft. Leben ist Schöpfung und aus Schöpfung entsteht Bewegung; diese Bewegung ist Wandlung, und es ist die Lebenskraft, die diese Wandlung in den vielen unterschiedlichen Zyklen von Dasein trägt, sei es ein Baum, ein Planet oder ein menschliches Wesen. Kein Zustand kann je als immerwährend bezeichnet werden; wie langsam auch immer, fortwährend findet Bewegung statt. Die Metamorphische Methode betont, daß das Prinzip, mit dem Behandler arbeiten, noch über diese Lebenskraft hinaus einfach Leben ist.

Wir können Leben mit Wasser vergleichen, das die Form von Eis, Dampf, einem Fluß oder dem Meer haben kann. In all diesen verschiedenartigen Formen gibt es eine Kontinuität von Bewegung auf vielen verschiedenen Ebenen, wie molekular, atomar usw. In dem Fluß, der doch abwärts fließt, kann das Fließen durch Felsbrocken oder Äste behindert werden. Aber jenseits der Felsblöcke ist der Fluß, die Möglichkeit zur Wandlung unter den Blockierungen, immer vorhanden. So kann unsere eigene Bewegung und die Fähigkeit, uns zu verändern, blockiert werden, aber die volle Kraft des Lebens wartet sozusagen in den Flügeln, um uns zu einem Zustand größerer Freiheit hinzubewegen.

In der Natur wird aus der Eichel eine Eiche, und eine Raupe verwandelt sich in einen Schmetterling. Wir selbst tragen in uns die Möglichkeit, weit mehr zu tun und zu werden, als wir in der Gegenwart sind. Wir sind in die Begrenzungen von Materie hineingeboren, aber wir haben die Fähigkeit, innerhalb dieser Begrenzungen Freiheit zu erleben. Diese Fähigkeit ist eine Eigenschaft der Lebenskraft. Durch ihr Wirken geschieht innerer Wandel, wozu nicht unbedingt ein äußerer Anstoß oder

Eingriff notwendig ist. Auf der instinktiven Ebene haben alle Tiere, einschließlich des Menschen, die Kraft, sich selbst zu heilen. Wilde Tiere in Not werden fasten und ruhen, bis sie sich erholt haben, wie es ohne Zweifel der frühe Mensch tat, bevor er seine Verbindung mit diesem Instinkt verlor. Seit dieser Zeit haben sich die Verstandesfähigkeiten des Menschen gewaltig vergrößert, oft auf Kosten seiner Intuition. Und, obwohl die moderne medizinische Wissenschaft so viel erreicht hat, müssen wir dennoch der Tatsache bewußt bleiben, daß unsere Heilkräfte in uns sind.

Leben ist die Kraft, die heilt; der Gebrauch dieser Kraft zur Selbstheilung ist im Laufe der Zeitalter verkümmert. Jetzt braucht der Mensch einen Katalysator, um in Kontakt mit dieser Fähigkeit zu treten und sie wieder zu entdecken. In der Metamorphischen Methode sind Behandler in derselben Weise Katalysatoren, wie die Erde einer ist. Ein Same fällt auf die Erde, und die Erde und die Elemente lockern einfach sein körperliches Gefüge: Im Samenkorn ruht eine Kraft, die dadurch für das Wachstum frei wird. Wie die Erde, so lockert der Behandler ein Gefüge im Patienten; wie die Erde ist er ein Katalysator, aber nicht für irgendetwas Bestimmtes. Es findet eine Begegnung zwischen der Erde und dem Samen statt, bei der von keiner Seite Bedürfnisse ausgedrückt werden oder ihre Erfüllung verlangt wird: In dieser Arbeit begegnen sich der Behandler und der Patient, und in ähnlicher Weise gibt es keine Erwartungen und keine Ansprüche. Der Zweck der Natur ist Fruchtbarkeit, und der letztendliche Zweck des Lebens ist es, sich auf jedweder Ebene immer auf das Höchste zu verwirklichen. Im Menschen gibt es dieselbe Kraft, die das Leben ist, und die angeborene Fähigkeit zu seiner vollen Verwirklichung als menschliches Wesen. Aber welcher Art ist das Gefüge, das zuerst gelockert werden muß?

In vielen Heil- und Therapieschulen herrscht der Glaube –

der davon ausgeht, daß bewußtes Leben mit der Geburt beginnt –, daß unsere gegenwärtigen Eigenschaften in der Kindheit geformt werden. Aber sobald eine Zelle entstanden ist, hat sie ein elementares Bewußtsein. Deshalb kann man sagen, daß Leben mit der Empfängnis beginnt, wenn die erste Zelle gebildet ist. Während der Intra-Uterin-Phase, den neun Monaten zwischen Empfängnis und Geburt, festigen sich die Gefüge unseres Körpers, Verstandes und Gefühls. Unser Leben nach der Geburt ist in dieser Praenatal-Phase, unserem Leben vor der Geburt, verwurzelt und wird von ihr beeinflußt. Es ist dieses Zeitgefüge, das es aufzulockern gilt.

Viele verschiedene Faktoren beeinflussen uns diese neun Monate hindurch: die Art, wie unsere Eltern sind, die kulturelle Welt und die Umgebung, in der sie leben, das entwicklungsgeschichtliche Stadium, das die Menschheit erreicht hat, wie auch nicht-materielle, kosmische Einflüsse. Sie alle formen und prägen die Muster unseres Lebens und verfestigen sich vorwiegend in dieser Zeit. Wir sind im innersten Wesen das Bewußtsein, das sich während des intra-uterinen Daseins als Ergebnis aller Einflüsse, die bei der Empfängnis gegenwärtig waren, entwickelt hat. Die Metamorphische Methode stellt diese neun Monate in den Brennpunkt. Während die Erde mit dem Körpergefüge des Samenkorns arbeitet, lockert der Behandler als Katalysator ein abstraktes Gefüge, ein Zeit-Gefüge: das der Intra-Uterin-Phase.

Es hat sich gezeigt, daß dieses Gefüge sich im Körper widerspiegelt, an Teilen der Füße, der Hände und des Kopfes; durch leichtes Massieren dieser Bereiche kann diese formbildende Phase, jene neun Monate, wieder in den Brennpunkt gerückt und gelockert werden. Der Behandler weiß, daß das Leben die notwendige Arbeit für den Patienten tut – die Arbeit der Wandlung. Aus diesem Grund wird die Methode nicht nur bei geistig Behinderten oder bei Körperbehinderten angewendet, sondern bei allen, denen persönliches Wachstum am Herzen liegt. Die Wandlungen ereignen sich durch unsere eigene Kraft, uns selbst zu heilen, uns wahrhaftig selbst zu erschaffen.

Daher ist einer der wichtigsten Aspekte bei der Metamorphischen Methode die Geisteshaltung des Behandlers. Sein Ziel ist es, mit der Lebenskraft zu arbeiten, ohne ihr seinen Willen aufzuerlegen oder sie in irgendeiner Weise zu lenken. Wenn er den Wunsch hat zu helfen oder versuchen will, Energie entweder zu seinen Patienten hin- oder von ihnen wegzuleiten, verweigert er ihrem eigenen Leben den Raum, in dem es wirken kann. Da wir nicht für einen anderen lächeln oder atmen können, wie können wir dann annehmen, fähig zu sein, ihn zu heilen? Um es noch einmal zu sagen, die Einstellung des Behandlers ist, sich selbst als Katalysator zu sehen und zu wissen, daß es die eigene Lebenskraft des Patienten ist, die tun wird, was richtig ist.

Die Arbeit der Metamorphosis findet ihren Ausdruck in einer Wandlung unserer Seinsweise. Sie ist eine Bewegung von dem, der wir sind, zu dem, der wir sein können. Alte Muster müssen losgelassen werden, damit Freiheit erfahrbar wird, ebenso wie es notwendig ist zu erkennen, daß Krankheitszeichen lediglich Erscheinungen des Lebens, nur ein Teil und nicht das Ganze sind. Würde sich der Metamorphosis-Behandler mit den Krankheitszeichen seiner Patienten befassen und versuchen, sie zu heilen, würde er nicht ganzheitlich arbeiten. Krankheitszeichen müssen für ihn unwichtig sein, so wie die Erde keine Rücksicht auf Beulen oder Kratzer auf einer Eichel nimmt. Genausowenig wie wir Vollkommenheit messen können, sind wir in der Lage, Unvollkommenheit zu messen. Jeder von uns ist – auf der jeweiligen Ebene von Bewußtsein, die er erreicht hat –, wie er sein soll; gleichzeitig arbeitet unsere Lebenskraft auf die Vervollkommnung unserer Möglichkeiten als menschliche Wesen hin. Niemand kann jemals wissen, was diese Vollkommenheit für einen anderen Menschen ist. Die Raupe ist vollkommen in ihrem Zustand als Raupe; wenn sie ein Schmetterling wird, hat sie eine weitere Stufe der Vollkommenheit erreicht.

Diese Haltung gegenüber den Krankheitszeichen ist ein wichtiger Unterschied zwischen der Metamorphischen Methode und Therapien, Heilverfahren und herkömmlicher Medizin. Es ist die Lebenskraft des Patienten, die die Arbeit macht, nicht der Behandler. Die Kraft arbeitet in dem Patienten und kann verschiedene Umstände herbeiführen, um einen Zustand von Integration oder Ganzheit zu bewirken. Es ist zum Beispiel beobachtet worden, daß ein Patient sich anderen Behandlungsformen oder Arznei zuwenden kann, während die Metamorphische Massage in wöchentlichen Abständen angewendet wird.

Die Methode ist einfach zu erlernen. Es gibt keine Vorbehalte, warum irgend jemand sie nicht ausüben könnte. Sie kann von jedem bei jeder anderen Person angewendet werden. Zum Beispiel kann sie an einem geistig behinderten Kind angewendet werden, und dieses Kind kann sie an anderen anwenden. Sie ist jedem, unabhängig von Alter oder Gesundheitszustand, zugänglich sowohl als Behandlung, die man erhält wie auch als Anwendung an einem anderen. Dieses Buch zeichnet das Modell, mit dem wir arbeiten, eine Anwendung, die einfach ist, weil sie gerade unserer eigenen Lebenskraft erlaubt, für sich selbst zu arbeiten. Nicht die Behandler leisten die Arbeit der Wandlung, da sie nur Katalysatoren sind, sondern die Lebenskraft trägt dafür die Verantwortung. Dies ist offensichtlich, weil wir Leben sind, und Leben selbst ist der Heiler.

2 Geschichte

Mensch, tritt sanft auf die Erde.
Was wie Staub aussieht,
ist auch der Stoff, aus dem Galaxien gemacht sind.

EVELYN NOLT[2]

Heutzutage wird behauptet, daß der Ursprung des Universums Schwingung oder Bewegung ist, Energiewellen, die zu Strahlung werden und zur Bildung von Materie führen. Die verschiedenen Längen dieser Wellen erzeugen die Symphonie der Sphären. Für die Menschen auf der Erde findet Bewegung einen deutlicheren Ausdruck. Wie es J. Bronowski beschreibt: „In einer dürren Landschaft Afrikas, wie in Omo, setzte der Mensch zuerst seinen Fuß auf die Erde . . . Vor zwei Millionen Jahren ging der erste Vorfahre des Menschen auf Füßen, die von denen des heutigen Menschen fast nicht zu unterscheiden sind. Tatsache ist, daß der Mensch, als er seinen Fuß auf die Erde setzte und aufrecht ging, eine Verpflichtung zu einer neuen Integration des Lebens und damit seiner Gliedmaßen einging."[3] Dadurch, daß er aufrecht stand, begann der Mensch, sich von allen anderen Tieren zu unterscheiden, da er das Gleichgewicht zwischen Schwerkraft und Auftrieb fand.

Wenn wir einen Augenblick innehalten und einen Blick auf unsere Füße werfen, erscheinen sie uns körperlich ziemlich merkwürdig: empfindliche, zerbrechliche Gebilde, auf denen unser ganzes Gewicht ruht, die uns durch das Leben tragen und bewegen; und wir können noch heute in ihnen Muster aus der Vergangenheit widergespiegelt sehen, so zum Beispiel quadratische Füße mit kurzen Zehen, die von barfußgehenden Primitivvölkern zeugen, oder lange, dünne Zehen wie die eines Affen, die dazu geschaffen sind, sich um einen Ast zu klammern.

Unsere Füße können sich als getrennt, ohne Bezug zu unserem übrigen Körper anfühlen, und wir schenken ihnen nur selten viel Beachtung. Und doch gehen, laufen und bewegen wir uns jeden Tag unseres Lebens auf ihnen, da sie ein Teil unseres Bewegungszentrums sind, das sich von der Beckengegend her ausdehnt.

Vom Becken abwärts durch unsere Oberschenkel, Knie, Waden und Fußknöchel zu den Füßen wird unsere Fähigkeit zur Bewegung, sowohl im körperlichen als auch im psychologischen Sinn widergespiegelt. Unser Becken ist körperlich gesehen der Bereich von Geburt: Durch Aktivität, die sich hier abspielt, wird ein neues Leben ins Dasein geschleudert. Psychologisch können wir es als den Bereich betrachten, in dem wir uns selbst gebären, alte Muster und Abläufe loslassen und in neue Gebiete vordringen können. Diese Schöpfungsbewegung läuft hinunter in unsere Füße, die der am weitesten von uns entfernt liegende Ausdruck unserer selbst in der Welt sind; wenn wir gehen, sind es unsere Füße, die sich zuerst nach vorn bewegen. Bewegung ist wesentlich. „Am Anfang war das Wort . . .“ und das Wort ist Klangwelle, Schwingung, Bewegung. Ohne Bewegung gibt es kein Leben, deshalb sind die Füße als Verlängerung des Bewegungszentrums im Körper ein Ausdruck dieser ursprünglichen Funktion des Universums. Im Tao Te King lesen wir: „Die Reise von tausend Meilen beginnt dort, wo deine Füße stehen.“

Unsere Füße sind ein Abbild davon, wie wir in der Welt und wie ausgeglichen wir in uns selbst sind. Ein unbeweglicher, schwerer Fuß entspricht oft einer Starrheit im Menschen, einem strengen oder unbeugsamen Charakter; schwache, „unpersönliche“ Füße deuten an, daß der Mensch innerlich schwach und schüchtern ist oder möglicherweise am Rande eines Zusammenbruchs steht. Füße, die in entgegengesetzte Richtung weisen, so daß der rechte einen anderen Weg einschlägt als der linke, können auf einen Menschen hindeuten, der über seine Richtung im Leben verwirrt ist, oder der sich des Lebensweges, den er einzuschlagen hat, nie sicher ist. „Auf seinen eigenen Füßen stehen“, „einen Fuß vor den anderen setzen“, „beide Füße fest auf dem Boden haben“ sind Redewendungen, die unser Verhältnis zur Wirklichkeit und zur Welt ausdrücken, ebenso wie „wissen, wo man steht“ eine Bestätigung unserer Stellung im Leben ist.

Unsere Füße bilden unsere Basis, unser Fundament, auf dem wir unser Gleichgewicht finden, durch das wir getragen werden, und von dem aus wir nach oben streben. Wir reden davon, „verwurzelt“ oder „verankert“ zu sein – und von jemandem, der Bezug zur Wirklichkeit hat, sagen wir, er sei erdverbunden. Desgleichen sprechen wir davon, „entwurzelt“ zu sein, wenn wir uns verloren vorkommen oder von unserer Vergangenheit, unserer Familie oder Heimat entfremdet oder getrennt fühlen. Die psychologische Verbindung zwischen Mutter und Erde drückt sich im Englischen aus, wenn es heißt, „a baby is rooting for the nipple“, zu deutsch: Ein Säugling sucht die Mutterbrust. Wenn wir über unsere Füße tiefergehend nachdenken, tritt ihre Bedeutung klarer hervor. Sie sind unsere Verbindung mit der Erde, unsere Brücke zwischen den höheren Bereichen und den weltlichen, körperlichen Bereichen unseres Seins. Bei allen spirituellen oder intellektuellen Höhenflügen, die wir unternehmen können, muß es einen Punkt geben, an dem unser höheres Verständnis von Leben geerdet und in die Wirklichkeit eingebracht wird. Unsere Füße symbolisieren diese Erdung; die Art, wie wir gehen oder stehen, wie wir uns im Gleichgewicht halten, weist darauf hin, wie wir in dieser Welt sind, zeigt den Weg an, den wir beschreiten, und die Richtung, in die wir uns bewegen; derart sind die Füße ein Abbild unseres ganzen Seins.

In einigen der größeren religiösen Ausdrucksformen ist das Wissen um die Füße als Bindeglied für uns sichtbar. Zum Beispiel finden wir in Bodhgaya in Indien, dem Ort, wo Buddha seine Erleuchtung erlangte, den „Juwelentempel des Wandelns" mit riesigen, in Stein gemeißelten Fußspuren und mit den „wunderbaren Lotusblüten, die aus dem Boden wuchsen, wo er wandelte". Es kann auch in der Tradition, einem Meister die Füße zu küssen, gesehen werden – eine Art des Schülers, sich sowohl in Demut zu üben als auch eine Form der Berührung und Ehrerbietung gegenüber dem Verständnis, das sich im Meister offenbart. Von Jesus wissen wir, daß er, als er die Füße seiner Jünger wusch, Petrus antwortete: „Was ich tue, verstehst du jetzt noch nicht, doch später wirst du es begreifen." Petrus entgegnete ihm: „Niemals sollst du mir die Füße waschen." Jesus erwiderte ihm: „Wenn ich dich nicht wasche, hast du keinen Anteil an mir." Da sagte Simon Petrus zu ihm: „Herr, dann nicht nur meine Füße, sondern auch die Hände und das Haupt."[4] Dies weist vielleicht darauf hin, daß wir erst dann in das Reich der Freiheit eintreten können, wenn wir von den Mustern der Vergangenheit reingewaschen sind. Swami Muktananda, ein zeitgenössischer indischer Lehrer, sagt: „Die Füße des Gurus sind wie ein Fundament, auf dem ein Bauwerk steht, aber sie sollten nicht mit bestimmten Gliedern des Körpers verwechselt werden. Wenn Jnanshwar sagt, ‚Ich verehrte die Füße des Gurus', bezieht er sich auf mehr als auf dessen irdischen Körper. . . . Wahre Verehrung der Füße des Gurus ist Gewahrsein der eigenen Identität mit dem Guru."[5] So schafft die Art, wie uns unsere Füße mit der Erde verbinden, auch diesen tieferen Symbolismus, den der Verkörperung unserer höheren Natur in Materie.

Wir haben die Wichtigkeit der Füße von verschiedenen Standpunkten aus gesehen. Doch wie wurde diese Bedeutung ursprünglich erkannt? Vor fünftausend Jahren haben die Chinesen beobachtet, daß es Körperteile gibt, die mit der Außenwelt in Verbindung treten, wobei der Charakter der Verbindung sich danach unterscheidet, durch welchen Körperteil sie hergestellt wird: Der Kopf ist durch die Sinne und das Gehirn der Kanal für die Verbindung mit den Himmeln; die Hände sind durch Berühren und kreativen Ausdruck unser Kanal für die Verbindung miteinander; die Brustwarzen durch Ernährung und Sinnlichkeit; der Anus nicht nur durch Entleerung, sondern auch durch Sinnlichkeit, insbesondere bei kleinen Kindern; die Geschlechtsorgane dadurch, daß sie neues Leben in sich tragen und durch Sinnlichkeit; und die Füße sind durch unsere Bewegung in der Welt unser Kanal für die Verbindung mit der Erde. Als wir zum ersten Mal auf unseren Füßen standen, trat die Polarität von Himmel und Erde in Kraft, die in der chinesischen Philosophie durch die Energiekräfte von Yin und Yang symbolisiert wird. Ausgehend von dieser ersten Beobachtung entdeckten die Chinesen weiter, daß diese Bereiche den Körper widerspiegeln, daß jeder einzelne von ihnen einen Mikrokosmos darstellt, der den ganzen Körper spiegelt und ihn dadurch der äußeren Welt mitteilt.

Zu jener Zeit gründete sich die medizinische Betreuung unmittelbar auf das Verständnis vom Menschen als einer Ganzheit, nicht nur als einer Sammlung von Einzelteilen. Körper und Geist wurden als Einheit betrachtet, entsprechend wurde im Falle einer Krankheit diese als Krankheit des ganzen Menschen erkannt. Man glaubte, daß die alles verbindende Kraft Energie ist, in China als Ch'i bekannt, oder die Lebenskraft, wie wir sie bereits benannt haben. Krankheit wurde als Unausgeglichenheit oder Blockierung dieser Energie angesehen, die aus irgendeinem Grunde „gestaut" war. Aus diesem Grund war es das Ziel medizinischer Behandlung, diese Energieblockierungen wieder ins Gleichgewicht zu bringen oder freizusetzen, damit die Energie wieder fließen und die Krankheit heilen konnte. Man fand heraus, daß jeder Teil des Körpers auf einer der verschiedenen Energiebahnen liegt, die Meridiane genannt werden: Ein inneres

Organ kann durch die Bearbeitung von Punkten entlang der Energiebahn beeinflußt werden, die mit ihm in Verbindung steht. Angewandte Methoden waren Akupunktur, wobei Nadeln gesetzt werden, um die Energie anzuregen, Shiatsu, wo anstelle von Nadeln Druck angewendet wird und Massage.

Man nahm an, daß jedes Organ an anderen Stellen des Körpers Reflexpunkte hat, die mit dem Organ durch Energie in Verbindung stehen. Einige der feinfühligsten Reflexpunkte befinden sich in den Füßen, den Händen und dem Kopf. Diese Auffassung von Medizin wurde zu Anfang dieses Jahrhunderts von einem amerikanischen Arzt, Dr. William Fitzgerald, erforscht und zur Zonentherapie entwickelt. Er teilte den Körper vom Kopf bis zu den Fingern und Zehen in zehn Zonen ein. Die durch diese Zonen fließende Energie bewegt sich durch den Körper zu den Reflexpunkten in Händen und Füßen. Seine Arbeit wurde später von Eunice D. Ingram zur Reflexologie weiterentwickelt, einer Form von Druckmassage, die sich fast gänzlich auf die Füße konzentriert, was sich sehr wenig von der ursprünglichen chinesischen Herangehensweise unterscheidet.

Wo immer eine Krankheit vorliegt, können wir einen ihr zugehörigen Bereich am Fuß finden, in dem Schmerzen auftreten können oder Schlackstoffe abgelagert sind, die sich in Form feiner Säurekristalle in den Energiebahnen bilden. Reflexzonen-Massage ist eine Massage der Füße, die diese Kristalle aufbricht, den Schmerz lindert und die Energie wieder ins Gleichgewicht bringt. Bei der Behandlung der Füße kann der Patient einen kurzen, stechenden Schmerz empfinden, wenn die Energie freigesetzt wird, aber danach wird er eine Entspannung erleben, die den ganzen Körper erfaßt. Die Energie, die in uns fließt, die unser Sein zu einem lebendigen Ganzen bindet, ist die Energie, die unsere Gesundheit erhält. Wenn sie frei fließt, fühlen wir uns wohl und ausgeglichen, Körper, Geist und Gefühl sind dann in Harmonie mit unserer Umgebung. Krankheit in jeder Form ist eine Unausgeglichenheit, eine Stauung dieser Energie.

Anhand der Schaubilder *(siehe Abbildung 1 und 2)* können wir sehen, wie alle verschiedenen Teile des Körpers an den Füßen ihren entsprechenden Platz haben. Sie sind wie ein Spiegel, wobei der rechte und der linke Fuß die rechte und die linke Körperseite widerspiegeln. Die Zehen spiegeln Kopf, Hirn, Augen, Nase, Mund und Nasennebenhöhlen. Die Sohlen spiegeln die inneren Organe, und die Knochenstruktur des Fußes spiegelt den Knochenbau des Körpers. Die Fersen spiegeln die Beckengegend einschließlich der Fortpflanzungs- und Ausscheidungsorgane. Die Wirbelsäule wird auf der Knochenkante an der Innenseite beider Füße, vom ersten Gelenk des großen Zehs bis hinunter zum Fersenbein widergespiegelt. Die oberen Ecken des Nagels am großen Zeh spiegeln die Zirbeldrüse und die unteren Ecken die Hirnanhangdrüse wider. Eine Linie, die über den Spann von unterhalb des inneren Fußknöchels bis unterhalb des äußeren Fußknöchels verläuft, zeigt die Reflexone des Beckengürtels an. Es ist interessant zu bemerken, daß viele verschiedene Schaubilder angefertigt worden sind, die in der Darstellung der Reflexpunkte nur geringfügige Abweichungen aufweisen. Jedoch scheinen die Behandlungen zu wirken, gleich welches Schaubild benutzt wird. Daraus kann nur geschlossen werden, daß ein Großteil der Heilung durch Loslassen geschieht und es mehr die Anregung der Energie als die eines besonderen Punktes ist, die die Heilkraft aktiviert.

Man hat bei der Reflexzonen-Massage bemerkenswerte Wirkungen auf Krankheiten festgestellt, angefangen von Arthritis, Migräne, Verstopfung, Geschwüren und Nierenentzündungen bis hin zu Angina und Bronchitis. In einigen Teilen der Welt ist die Fußmassage eine voll anerkannte medizinische Behandlung, die häufig als eine Form genauer Diagnose benutzt wird und die Störungen im Körper anzeigt, lange bevor diese körperlich

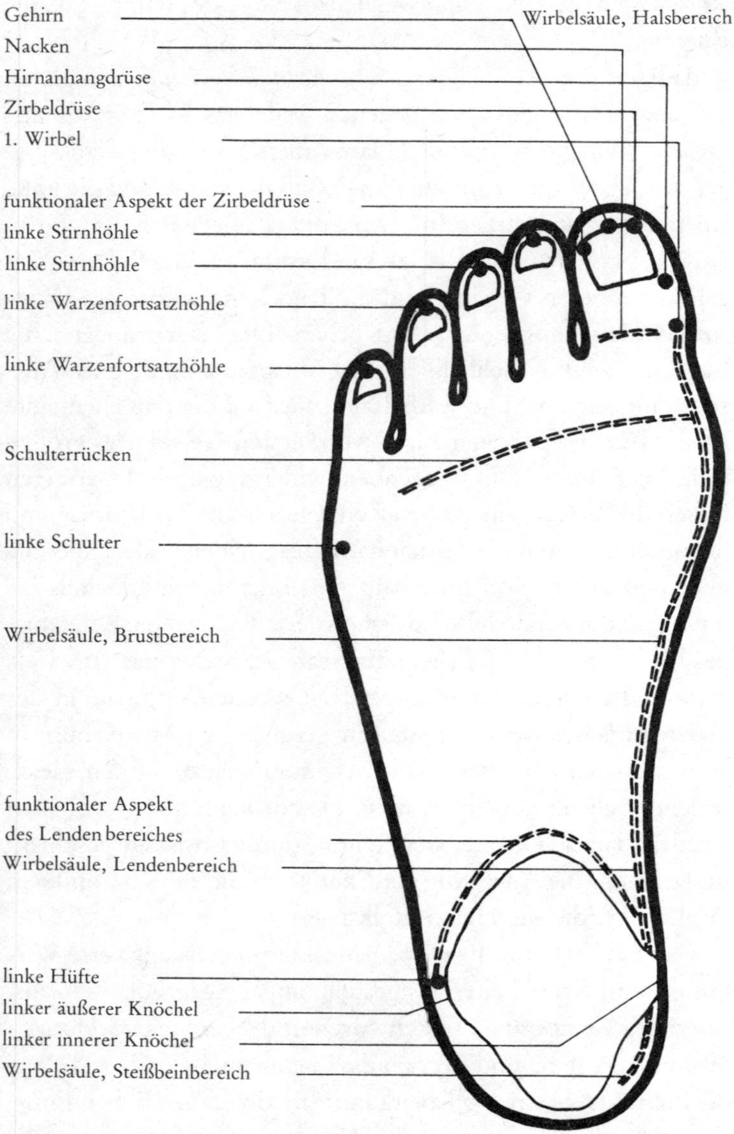

1 *Schaubild der Reflexzonen auf den Fußrücken von Robert St John*

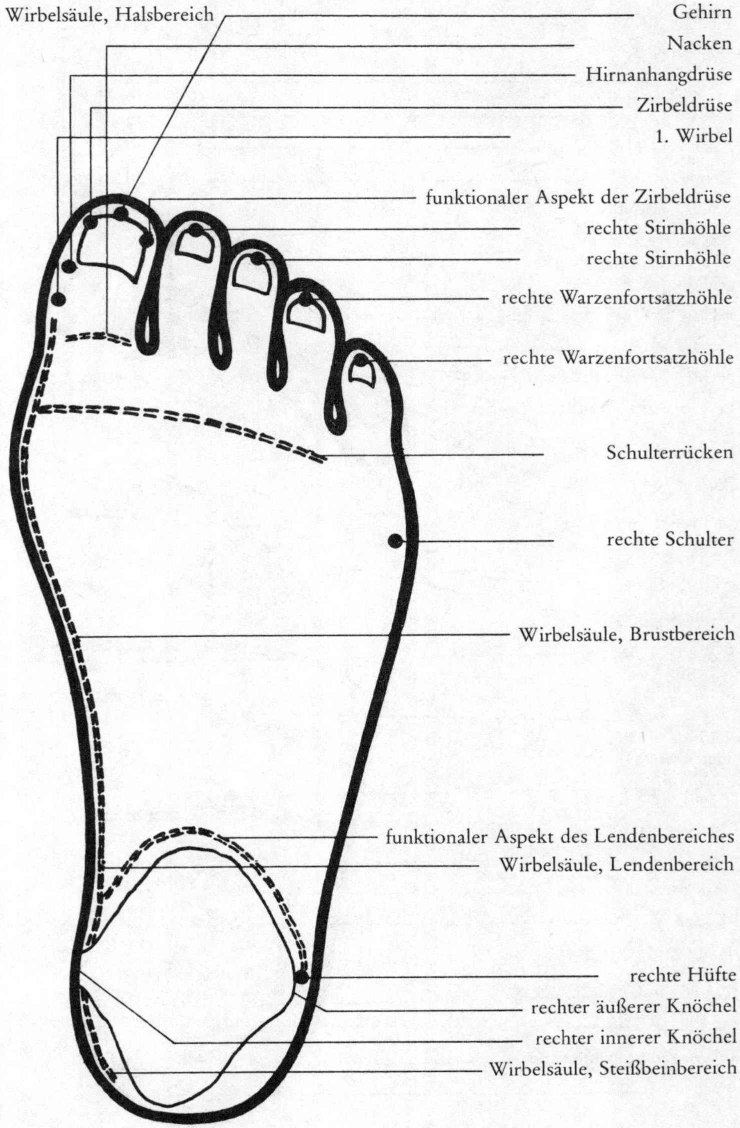
Wirbelsäule, Halsbereich
Gehirn
Nacken
Hirnanhangdrüse
Zirbeldrüse
1. Wirbel
funktionaler Aspekt der Zirbeldrüse
rechte Stirnhöhle
rechte Stirnhöhle
rechte Warzenfortsatzhöhle
rechte Warzenfortsatzhöhle
Schulterrücken
rechte Schulter
Wirbelsäule, Brustbereich
funktionaler Aspekt des Lendenbereiches
Wirbelsäule, Lendenbereich
rechte Hüfte
rechter äußerer Knöchel
rechter innerer Knöchel
Wirbelsäule, Steißbeinbereich

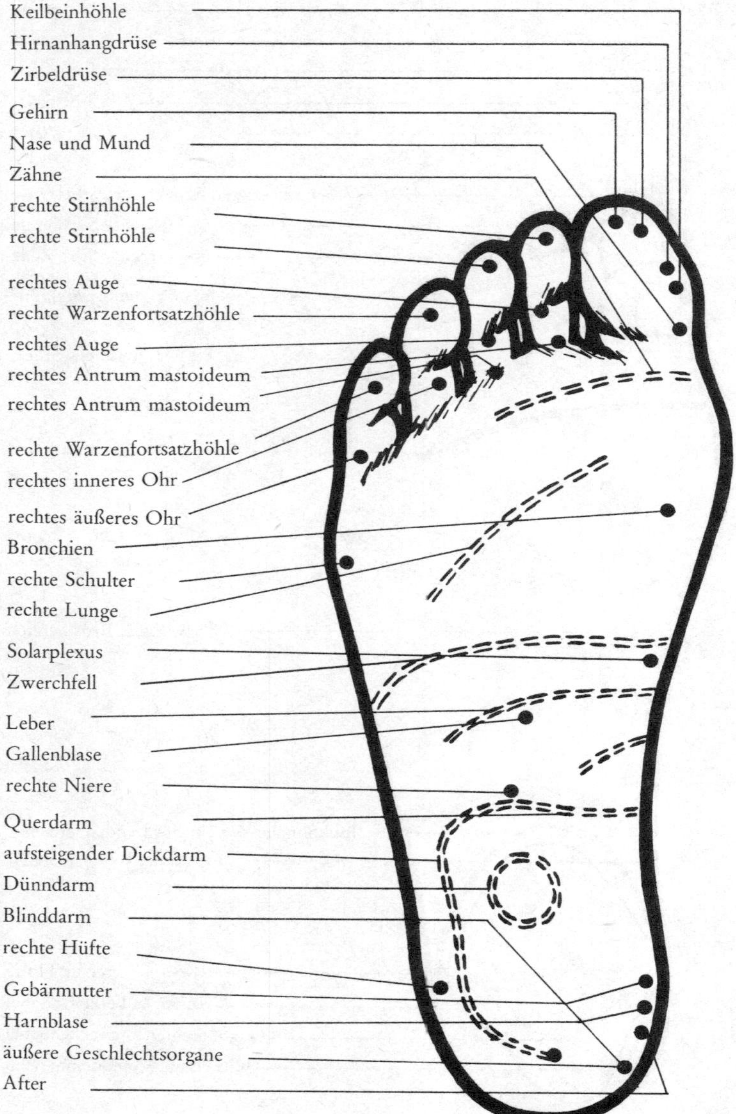

2 *Schaubild der Reflexzonen auf den Fußsohlen von Robert St John*

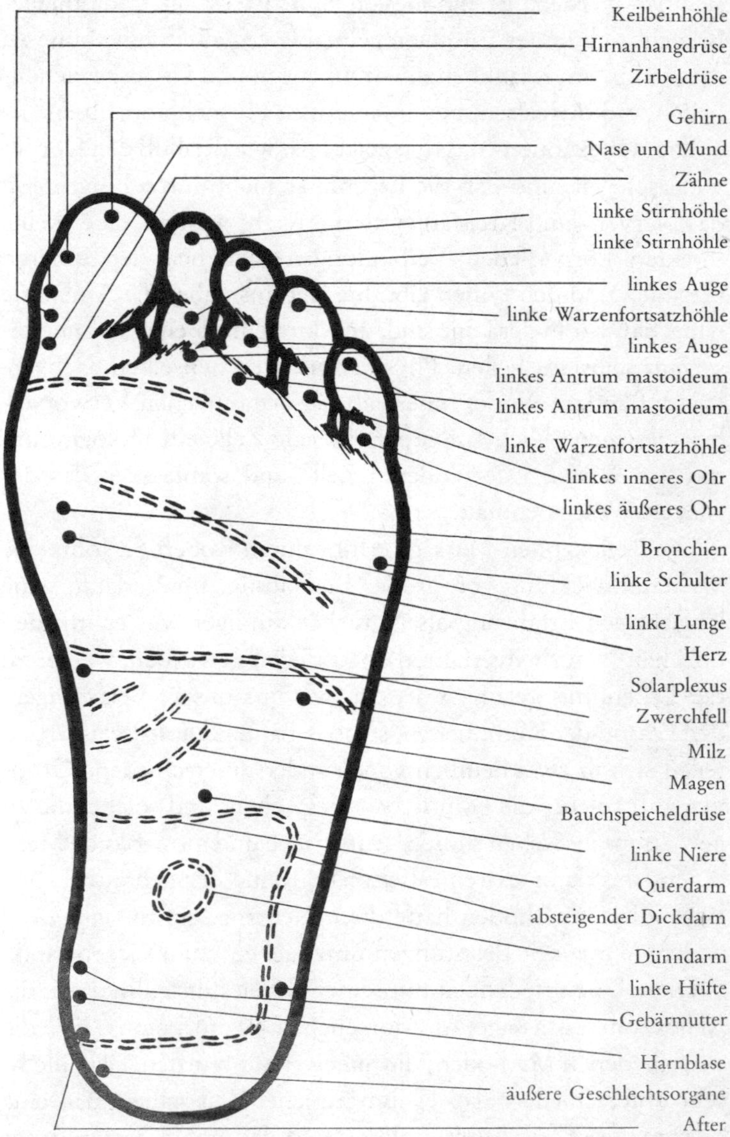
Keilbeinhöhle
Hirnanhangdrüse
Zirbeldrüse
Gehirn
Nase und Mund
Zähne
linke Stirnhöhle
linke Stirnhöhle
linkes Auge
linke Warzenfortsatzhöhle
linkes Auge
linkes Antrum mastoideum
linkes Antrum mastoideum
linke Warzenfortsatzhöhle
linkes inneres Ohr
linkes äußeres Ohr
Bronchien
linke Schulter
linke Lunge
Herz
Solarplexus
Zwerchfell
Milz
Magen
Bauchspeicheldrüse
linke Niere
Querdarm
absteigender Dickdarm
Dünndarm
linke Hüfte
Gebärmutter
Harnblase
äußere Geschlechtsorgane
After

sichtbar werden. In Indonesien z. B. ist es ein traditioneller Brauch, sich in der Familie regelmäßig gegenseitig die Füße zu massieren, um Krankheiten vorzubeugen und Unausgeglichenheiten zu korrigieren, bevor sie ernste Formen annehmen.

Die Reflexzonen-Massage zeigt uns, wie der Fuß den Körper widerspiegelt, und daß die Ergebnisse nicht durch Eingriffe in das Nerven- und Kreislaufsystem erreicht werden, da es keine direkten körperlichen Verbindungen zwischen den inneren Organen und den Füßen gibt. Sie legt uns daher die Annahme nahe, daß wir in der Lage sind, uns durch unser eigenes Energiesystem selbst zu heilen. Physiker erklären denselben Sachverhalt auf andere Weise: Innerhalb der erstaunlichen Verwobenheit des menschlichen Körpers ist jede Zelle ein Hologramm, das das Wissen jeder anderen Zelle und somit auch das des ganzen Wesens enthält.

Die Reflexzonen-Massage erfuhr durch Robert St. John eine Weiterentwicklung von großer Bedeutung. Im Verlaufe seine langjährigen Erfahrung als Naturheilkundiger war er mit den üblichen Naturheilverfahren unzufrieden geworden, weil er zu der Erkenntnis gelangt war, daß wir uns unsere Belastungen, den Grund der Krankheiten, selbst schaffen. Diese Belastungen teilen sich in zwei deutlich voneinander unterschiedene Gruppen auf: solche, die vom Leben wegziehen, und solche, die zu gewaltsam ins Leben stoßen. Autistische und mongoloide Menschen sind dafür extreme Beispiele. Keine der gebräuchlichen Behandlungsmethoden hatte diese Neigung, auf die eine oder andere Weise mit Belastungen umzugehen, zum Gegenstand.

Diese Unzufriedenheit mit seiner Arbeit führte ihn dazu, die Reflexzonen-Massage zu erforschen. Er fand heraus, daß die verschiedenen Methoden, die angewendet wurden, sich alle so sehr unterschieden, daß es ihm zu jener Zeit schien, daß eine oder mehrere falsch sein müßten und daß er am besten daran täte, den Dingen selbst auf den Grund zu gehen. Da die Natur der beste Lehrmeister ist, entwickelte er seine eigenen Schaubilder der Fußreflex-Punkte, so wie er sie fand. Seine Intuition führte ihn weiter zu der Erkenntnis, daß viele der körperlichen Leiden, die sich in den Füßen widerspiegeln, auch zu einer entsprechenden Blockierung im Reflexbereich der Wirbelsäule in Beziehung stehen könnten; die Massage war genauso wirkungsvoll, wenn er nur den Reflexbereich der Wirbelsäule behandelte und nicht den ganzen Fuß.

Da die Wirbelsäule, die Hauptknochenstütze des Körpers, das zentrale Nervensystem enthält, und da es keine Trennung von Körper und Geist gibt, wurde Robert St. Johns Aufmerksamkeit auf die Beobachtung der psychologischen Effekte der Behandlung gelenkt. Während der Arbeit im Fersenbereich bemerkte er, daß der Patient eine Assoziation hatte, die dem entsprach, was er in der Folge das Mutter-Prinzip nannte. Gab es Blockierungen oder Unausgeglichenheiten in diesem Bereich, welcher das Kreuzbein, die Sexualorgane und den Ort der Geburt widerspiegelt, so wurden Schwierigkeiten entweder mit der Beziehung des Patienten zu seiner Mutter oder mit dem Mutter-Prinzip im Patienten selbst erkannt: der Fähigkeit, sorgende, nährende und empfangende Eigenschaften auszudrükken. Spätere Beobachtungen von Behandlern führten zu der Erkenntnis, daß auch Schwierigkeiten im Geerdet-Sein, im rechten Bezug zur Wirklichkeit und darin, auf dem Boden der Tatsachen zu stehen, vorliegen können. Nachdem das Mutter-Prinzip in der Fersengegend gefunden war, ergab sich die logische Frage, wo denn das Vater-Prinzip zu finden sei. Bei der Arbeit im Bereich um das erste Gelenk des großen Zehs, der dem oberen Nacken entspricht, wo die Nerven aus dem Gehirn ins Rückenmark treten, fand er im Falle dort vorliegender Spannungen entsprechende psychologische Schwierigkeiten des Patienten mit dem Vater-Prinzip, dem äußeren Vater oder der Autoritätsfigur. Spätere Beobachtungen zeigten, daß bei dem Patienten auch Schwierigkeiten mit dem Ausdruck seiner eigenen inneren Autorität oder Vatereigenschaften vorliegen können: das Recht, er selbst zu sein, oder sogar das Recht, überhaupt da zu sein.

Um diese psychologischen Zustände erkennen zu können, hatte Robert St. John seinen Ausgangspunkt auf eine höhere Ebene heben müssen, indem er eine Karte psychologischer Eigenschaften über die Karte der körperlichen Reflexzonen legte. Dann begab er sich auf eine noch höhere Ausgangsebene. Aufgrund innerer Einsicht erkannte er, daß zwischen dem Vater-Prinzip am Zeh und dem Mutter-Prinzip an der Ferse die Widerspiegelung einer anderen Karte lag, einer Zeitkarte der neun Monate, die wir im Mutterleib verbringen. Die zur Wirbelsäule gehörenden Reflexpunkte werden so als ein Träger für ein Zeitgefüge erkannt. Bei der Empfängnis könnte der Vater der aktivste Teil genannt werden, da er nur hier voll an der Schöpfung des neuen Lebens beteiligt ist. Natürlich nimmt auch die Mutter an der Empfängnis teil, doch findet sie erst im Gebären die Erfüllung dieser Teilnahme. Zwischen diesen beiden Ereignissen liegt die intra-uterine Phase. Deshalb arbeiten wir, wenn wir diesen Bereich bearbeiten, in Wirklichkeit am Gefüge der Zeit, während der alle unsere Eigenschaften primär gefestigt wurden.

In den 60er Jahren machte Robert St. John diese Entdeckung, auf die die traditionellen Akupunkteure in China bereits hingewiesen hatten. Er nannte sie zunächst Praenatal-Therapie, weil sie sich mit der vorgeburtlichen oder intra-uterinen Phase befaßt. Später wurde sie dann Metamorphische Methode genannt. Das Prinzip der Selbstheilung und die Möglichkeit einer dauerhaften Heilung fielen ihm auf, als er mit seiner eigenen Version der Reflexzonen-Massage (damals Reflex-Therapie) begann.

Wir stellen die praenatale Zeit in den Brennpunkt, nicht als etwas Vergangenes, sondern als einen wesentlichen Bestandteil unserer Gegenwart. In diesem Sinne ist die Zeit wie ein Strom, der aus einem See ins Meer fließt, wo Feuchtigkeit in die Atmosphäre aufgenommen wird, um wieder zur Erde zurückzukehren und den Kreislauf zu wiederholen. Die Ereignisse der Vergangenheit sind noch in irgendeiner Form in uns. In seinem Buch „Der sanfte Weg ins Leben" wies Dr. Frederick Leboyer darauf hin, daß die Wirbelsäule jede Erinnerung an unsere praenatale Zeit gespeichert hält, und erklärt, daß wir durch unsere Wirbelsäule in ununterbrochener Berührung mit den Gebärmutterwänden und mit jeder Bewegung unserer Mutter sind. Daher finden wir das Praenatal- Muster in den Wirbelsäulen-Reflexpunkten.

Eine neue Karte ist entdeckt worden, die ein früheres Bild dieses Bereiches zeigt, als es bisher bekannt war. Zunächst haben wir die Reflexonen-Karte, die den physischen Körper zeigt, wie er in den Füßen gespiegelt ist. Dann finden wir, daß unter der Karte des Körpers eine psychologische Karte liegt. Unter der psychologischen finden wir eine Karte der Intra-Uterin-Phase, aber wenn wir auch über diese Karte hinaus weiterschauen, dann finden wir das Leben selbst.

Hier können wir einen deutlichen Unterschied zwischen der Reflexonen-Massage und der Metamorphischen Methode sehen. Die Reflexonen-Massage arbeitet mit dem Ziel, Veränderungen im Körper – vorwiegend auf der körperlichen Ebene – zu bewirken. Die Metamorphische Methode arbeitet auf eine andere Art, auf einer Zeitebene, und sie erlaubt der Lebenskraft, die Wandlung im Patienten hervorzubringen. Der Behandler der Reflexzonen-Massage neigt dazu, insbesondere Bereiche zu behandeln, die Erkrankungen im Patienten entsprechen, um diese lindern zu helfen, während der Metamorphosis-Behandler Krankheitszeichen oder Erkrankungen nicht beachtet, sondern immer am vorgeburtlichen Muster arbeitet als dem Bereich, der die Zeit darstellt, in der unsere Schwächen und Stärken zuerst gefestigt wurden. Durch diese Behandlung können sich Wandlungen sowohl auf den Verstandes-, Gefühls- und Verhaltensebenen als auch auf der körperlichen Ebene zeigen. Indem der Behandler seine Aufmerksamkeit auf die Lebenskraft richtet, die ein Zeitgefüge durchfließt, stellt er dieses in den Brennpunkt. Wir schauen nicht auf das Gebiet von Kranheitszeichen und Erkrankungen, sondern auf das Leben selbst. Wenn wir an der Karte festhalten, können wir die Landschaft um uns herum nicht sehen; wir müssen uns letztlich aller Karten, die wir benutzt haben, entledigen und sie nur als Bezugspunkte betrachten, um das Land zu sehen, um das Leben zu sehen.

Warum arbeiten wir nicht direkt auf der Wirbelsäule, sondern stattdessen an den Wirbelsäulen-Reflexpunkten der Füße? Durch unmittelbares Behandeln der Wirbelsäule würden wir sofortige Veränderungen bewirken und diesen Veränderungen durch eben diese unsere Behandlung eine Richtung aufzwingen. Der wesentliche Punkt ist, daß Blockierungen während der intra-uterinen Phase die Ursachen der Leiden sind. Verbunden mit dieser Tatsache ist das Verhältnis der Intra-Uterin-Phase zur Wirbelsäule: Die Spannungserlebnisse dieser Phase prägen sich in der Wirbelsäule aus und gehen von dort in den Körper über. So verlieren die Aussagen der Reflexzonen-Schaubilder ihre Gültigkeit, da wir sozusagen im Bereich des Abstrakten arbeiten, an einem Zeitgefüge. Wir benutzen das Reflexsystem, genauer die Reflexzonen der Wirbelsäule an den Füßen, als einen Träger jener Zeitperiode; dies ermöglicht uns, aus einer Haltung des inneren Abstands zu arbeiten.

Da also die Intra-Uterin-Phase der Vergangenheit angehört, folgt daraus, daß die Arbeit der Metamorphischen Methode sich auf jene Zeit bezieht. Zeit ist aber nicht linear, die Ereignisse der Vergangenheit sind noch immer in uns. Durch Lockern des Zeitgefüges kann die Lebenskraft des Patienten die Eigenschaften verändern und freisetzen, die sich in der Vergangenheit niedergeschlagen oder geprägt haben (und noch immer in uns wirken), wodurch sie eine größere innere Freiheit schafft. Auf diese Weise ist die Fähigkeit des Patienten, sich selbst zu heilen, wahrhaftig am Werk.

3 Das Praenatal-Muster

Zeit ist das Kontinuum, durch das
wir die Wandlungen
in unseren psychologischen Räumen erfahren.

JAMES RUDOLPH MURLEY[6]

Eines der vielen Wunder der Geburt ist die außergewöhnliche Bewußtwerdung, daß hier ein neuer Mensch ist, völlig bewußt, mit eigenen Gedanken und Gefühlen, gänzlich ausgebildet, ein vollkommenes Einzelwesen. Wir können verstehen und anerkennen, daß dieses Wesen im Mutterleib körperlich gebildet wurde und gewachsen ist. Dennoch werden häufig die Fragen gestellt: Wie kam es dorthin? Wo kam es her? – Fragen, die nicht auf das körperliche, sondern auf das innere Sein zielen, auf die Energie, das Bewußtsein im Körper. Schauen wir der Geburt eines Kindes zu, können wir nicht umhin, das individuelle Leben als unantastbar, unbestimmbar und als etwas offensichtlich Nicht-Körperliches anzusehen. Die Mutter ist dessen schon eine Zeitlang gewahr gewesen, da das Kind sich in ihr bewegte; doch Gewahrsein der Tatsache, daß es sein eigenes Bewußtsein besitzt, ist bis zur Geburt nicht so völlig eindeutig. So werden wir also bei dem Wunder der Geburt mit den universalen Fragen des Lebens konfrontiert: Woher kommen wir und warum sind wir hier? Im Augenblick wollen wir folgende Fragen erörtern: Wann treten Intelligenz und Leben in das neue Wesen im Mutterleib ein? Sind sie schon irgendwie in dem Samen und in dem Ei gegenwärtig? Treten sie erst bei der Geburt ein? Und wenn nicht, wann dann?

Wir können nicht mit Bestimmtheit sagen, wann und wie Intelligenz oder Leben in den Körper eintreten oder woher sie kommen, weil vieles, das wir verstehen, nur auf Intuition und Annahme fußen kann. Es gibt eine Menge Theorien und Glaubensrichtungen, wie wir diese Individuen wurden, die wir sind. Diese Theorien bewegen sich von: irgendwie von Gott „gemacht", ein Ergebnis von Taten in früheren Leben, ein Teil eines „universalen Plans", bis hin zu: einfach ein Produkt der Vereinigung unserer Eltern zu sein. Theorien sind genauso zahlreich vorhanden wie Fragen. Wir finden Beschreibungen, nach denen Bewußtsein entweder bei der Empfängnis, nach 3 Monaten, nach 6 Monaten oder bei der Geburt eintritt. Trotz der Unterschiede ist es jedoch klar, daß Bewußtsein vorhanden ist, noch bevor wir unseren ersten Atemzug tun. Dies läßt sich jedesmal beobachten, wenn ein Kind geboren wurde und noch mit der Placenta verbunden ist, aber noch nicht begonnen hat, selbständig zu atmen. Das Kind kann sehr wohl die Augen geöffnet haben und mit Fingern und Zehen um sich tasten, ist sehr eindeutig bewußt, aber es atmet noch nicht. Es ist ein wunderwirkender Anblick, da es irgendwie das intuitive Wissen bestätigt, daß der ungeborene Foetus bewußt ist.

Um zu einem Verständnis dessen zu gelangen, wer und was wir sind, müssen wir einen Ausgangspunkt annehmen; wir nehmen hier die Empfängnis, weil dies der Zeitpunkt ist, an dem wir zuerst in Materie Gestalt annehmen. Ob Bewußtsein dann vollständig gegenwärtig ist oder nicht, wissen wir nicht. Was wichtig ist, ist die Tatsache, daß wir in jenem Moment in einer körperlichen Form auf der Erde in Erscheinung treten. Alle Lebewesen haben gewisse Grundeigenschaften, die sie miteinander teilen, wie die Fähigkeit zu Heilung und Regeneration, aus einem Teil ein Ganzes zu bilden; oder die Fähigkeit, sich wandelnden Umweltbedingungen anzupassen, wie z. B. die Tönung der Haut durch Sonnenbestrahlung. Die Embryogenese, die Entstehung des Einzelwesens, welche der Empfängnis folgt, ist ein Prozeß, der auf herrlichste Weise die Erschaffung eines Ganzen aus einem Teil offenbart und damit direkt mit dem Heilungsprozeß verbunden ist.

Das Ei und der Same sind Teile der Mutter und des Vaters. Bei der Zeugung vereinen sie sich und bilden eine einzige Zelle, die die genetische Erbmasse beider Elternteile beinhaltet. Diese Zelle, die Zygote, erfährt dann eine Reihe von Umwandlungen, wobei ein neuer, ganzer Organismus aus den Teilen der Eltern entsteht, und dieses neue Individuum wird besondere Eigenschaften wie Augenfarbe, Nasenform, Blutgruppe etc. haben, die weitgehend durch die Gene vorbestimmt sind, die über das Ei und den Samen von den Eltern ererbt wurden. Jedes Individuum besitzt auf diese Weise zwei „Stränge" als sein oder ihr Erbgut: zum einen die universalen Zeugungseigenschaften, die verantwortlich sind für solche Prozesse wie Embryogenese und Heilung, die Einzelteile zu Ganzheiten umwandeln; zum anderen besondere Wesensmerkmale, die von den Genen „getragen" werden und die sich selbst innerhalb des lebendigen Umformungsprozesses ausdrücken. Dieses Erbgut verbindet das Individuum mit allen anderen Lebewesen, so daß man sagen könnte, daß alle Organismen miteinander dasselbe Potential an Ausdruck von lebendiger „Intelligenz" teilen. Diese Intelligenz kann als das Gesamt der Organisationsgesetze verstanden werden, die das lebendige Dasein beherrschen. In der Embryogenese wird diese Tatsache in den ordnungsgemäßen Umwandlungen deutlich, denen der Embryo in seiner Entwicklung unterliegt: zuerst in den Zellteilungen der Zygote und dann im fortschreitenden Hervortreten von räumlicher Ordnung, indem sich die Zellen zu Mustern ordnen und an dem jeweils ihm zugehörigen Platz Gefüge wie Kopf, Augen und Gliedmaßen hervorbringen, die alle zusammen als ein umfassendes Ganzes wirken.

Von jener ersten Zelle an durchläuft der Embryo viele verschiedene Stadien der Entwicklung. In der herkömmlichen Embryologie finden wir eine Beschreibung des Embryos, der zuerst als ein bloßer Streifen erscheint, sich dann jedoch in der Länge und zu den Seiten ausdehnt. Dazu gibt es eine Lehrmeinung, nach der dieses Wachstum mit der Entwicklung von Bewußtsein in Wechselwirkung steht, und die das Längenwachstum „Cephalo-caudal-Entwicklung" und das Seitenwachstum „Proximo-distal-Entwicklung" nennt.

Cephalo-caudale Entwicklung ist die Bewegung vom Gehirn zur Basis der Wirbelsäule, eine abwärts verlaufende Ausdehnung. Jonathan Daemion sagt über diese Bewegung: „Die körperliche Entwicklung des Embryos läßt dann den Schluß zu, daß eine Menge an Lebensenergie im Kopf konzentriert ist, die nach unten zu drücken beginnt, die unteren Bereiche des Körpers schrittweise belebt und formt."[7] Proximo-distale Entwicklung ist eine nach außen verlaufende Ausdehnung, eine Bewegung von der Wirbelsäule als Zentrum des Körpers durch die Gliedmaßen nach außen. „Wenn Bewußtsein in größerem Maße von der Entwicklung des physischen Körpers als einem Gefäß von Bewußtsein abhängig ist, dann entfaltet sich das Bewußtsein des Embryos aus einem eingeschlossenen ‚Zentrum' nach außen, in die ungeschützteren Gliedmaßen."[8]

Eine dritte Entwicklung drückt sich in der Rekapitulationstheorie aus, bei der der Embryo in verschiedenen Stadien dem Embryo anderer Lebensformen von Fisch, Vogel bis zu den Säugetieren ähnelt. Dieses würde im Hinblick auf Bewußtsein bedeuten, daß nicht nur die Entwicklung der Menschheit in den Genen gegenwärtig zu sein scheint, sondern auch der gesamte Entwicklungsprozeß des Lebens, d. h. der Mensch spiegelt in seiner Entwicklung alle anderen Formen des Lebens wider.

Wenn wir die vielfältigen Arten betrachten, in denen sich Bewußtsein während des embryonalen Wachstums entfaltet, können wir uns in unserem gegenwärtigen Sein vollständiger verstehen. Die oben erwähnten Arten der Entwicklung stehen in Bezug zu einer weiteren Art der Entwicklung, die in der Metamorphischen Methode das Praenatal-Muster genannt wird. In Anlehnung daran, daß die cephalo-caudale Bewegung von Bewußtsein im Embryo vom Kopf zum Steißbein hinunterfließt, liegt daher im Praenatal-Muster der Reflexpunkt für die Empfängnis an der Spitze der Wirbelsäule und der Reflexpunkt für die Geburt an ihrer Basis. Die proximo-distale Bewegung von der Wirbelsäule nach außen zu den Gliedmaßen kann von einem anderen Gesichtspunkt aus als die Bewegung vom Kind-im-Mutterleib bis zum Kind-draußen-in-der-Welt betrachtet werden. Sie kann auch darin gesehen werden, wie sich unsere Energie von einem Zentrum aus durch Denken, Handeln und Bewegen, durch Kopf, Hände und Füße nach außen hin ausdrückt.

Gehen wir nun näher auf das Praenatal-Muster ein, dessen große Bedeutung Robert St. John entdeckte. Sein Schaubild soll uns dabei behilflich sein. *(Siehe Abbildung 3).*

Vor-Empfängnis

Hier bewegt sich das Bewußtsein des zukünftigen Lebens im Bereich des Abstrakten auf den Augenblick der Empfängnis zu. Dies ist ein Entwicklungsstadium außerhalb von Zeit, Raum und Materie, in dem, so nehmen wir an, die Einflüsse, die sich zum Zeitpunkt der Empfängnis niederschlagen werden, in Richtung auf dieses neue Leben hin angezogen werden.

Empfängnis

Dies ist ein Brennpunkt in der Zeit, ein Zusammenkommen aller Faktoren, die das neue Leben formen werden. Wir haben

3 *Schaubild des Praenatal-Musters von Robert St John*

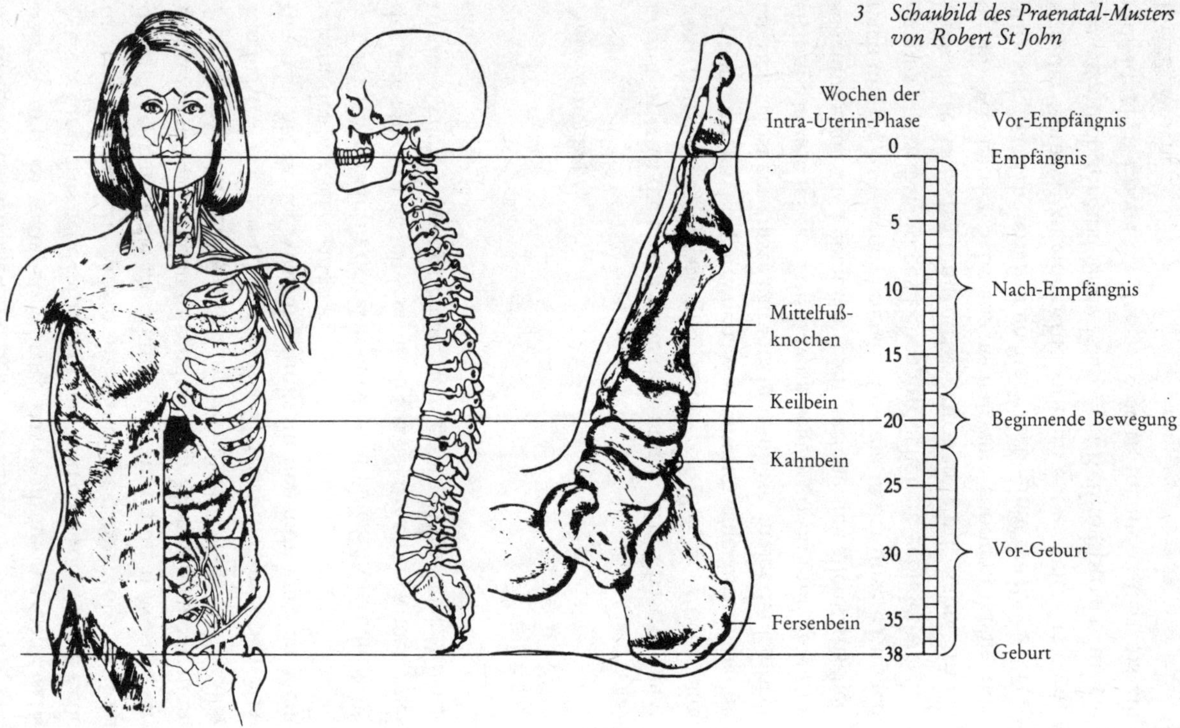

bereits gesehen, wie die erste Zelle, die bei der Vereinigung von Samen und Ei gebildet wurde, das vollständige genetische Muster für dieses neue Leben enthält, und daß jede weitere Zelle dieses ursprüngliche Muster in sich trägt; daraus folgt, daß zu diesem Zeitpunkt die „Struktur" des zukünftigen Wesens angelegt ist, um sich in den folgenden neun Monaten zu entfalten. Auf Bewußtsein bezogen ist Empfängnis ein Niederschlag aller Einflüsse und Eigenschaften in die Materie, die unser Sein ausmachen. Sie ist der Ausgangspunkt für den individuellen Menschen, der wir jetzt sind.

Dieser Moment in der Zeit entspricht einem Punkt am Fuß, der sich auf dem ersten Gelenk des großen Zehs befindet. Dies ist der Reflexpunkt des Atlas, dem ersten Wirbel der Wirbelsäule.

Nach-Empfängnis

Damit ist etwa die erste Hälfte der Intra-Uterin-Phase gemeint, vom Augenblick der Empfängis bis zur 18.–22. Woche, eine Zeit intensiven körperlichen Wachstums, eine formbildende, auf sich selbst gerichtete Entwicklungsphase, in der der Embryo sich in Materie festigt. Auf Bewußtsein bezogen muß eine Entscheidung für das Leben eintreten, welche sich allem Anschein nach um die 6. Woche ereignet, die Zeit, in der unsere Lungen, die uns erst selbständiges Leben ermöglichen, gebildet werden. Falls diese Entscheidung nicht getroffen wird, kann um die 6.–10. Woche der Schwangerschaft eine spontane Fehlgeburt erfolgen. Nach diesem frühen Stadium beginnt die Phase, in der sich der Embryo zu einem Individuum entwickelt. Also fängt die eigentlich formbildende Phase, ein Reifungsprozeß auf der individuellen Ebene, in der 6. Woche an und dauert bis zur 18./22. Woche.

Das Wort „Individuum“ kommt vom Lateinischen „individuus“, d. h. unteilbar. In diesem Sinne erlebt das *wahre* Individuum keine Trennung und ist vollkommen eins mit allem anderen. Während also das neue Leben in diesem Stadium sich selbst als ein Einzelwesen formt, kennt es gleichzeitig keinen Unterschied zwischen sich und seiner Umgebung. Man kann dies als ein Paradoxon betrachten: als ein Nicht-Gewahrsein persönlicher Individualität und als ein Gewahrsein wahrer Individualität.

Die Phase der Nach-Empfängnis entspricht dem Bereich zwischen dem ersten Gelenk des großen Zehs und dem Zentrum des Bogens, der sich zwischen dem inneren Keilbein und dem Kahnbein befindet. Dieser Punkt auf dem Fuß spiegelt den Bereich, der sich von der Spitze der Wirbelsäule bis hinunter zum ungefähr 8.–10. Brustwirbel erstreckt.

Beginnende Bewegung

In dieser Phase fühlt die Mutter zum ersten Mal eine deutliche Bewegung des Kindes in ihrem Bauch. Dies ist ein Wendepunkt für den Foetus, weil er sich jetzt, da sein Körper ausgebildet ist, nach außen zu bewegen beginnt, um seine Umgebung zu erforschen. Auf Bewußtsein bezogen zeigt dieser Zeitraum zwischen der 18. und 22. Woche eine Wendung von Gewahrsein seiner selbst zu etwas anderem als seiner selbst, von einem introvertierten zu einem extrovertierten Zustand, von der inneren Entwicklung zu einer nach außen gerichteten Ausdehnung. Daher ist dies eine Zeit vollständigen Wandels, eine Öffnung von Gewahrsein.

Die Phase der Beginnenden Bewegung entspricht am Fuß dem Punkt zwischen Keilbein und Kahnbein, die den 8.–10. Brustwirbel widerspiegeln.

Vor-Geburt

Diese Phase dauert von der 18./22. Woche bis zur Geburt. Der Körper ist gebildet, aber er ist zur Geburt, d. h. für die äußere Welt noch nicht bereit. Der Foetus braucht diese Zeit zur Vorbereitung. Er wird sich darauf vorbereiten, sich aus dem Mutterschoß, einem in sich geschlossenen, vertrauten Raum in einen offenen und sozialen Raum, in die Außenwelt zu begeben. In dieser Phase festigt er die Austausch- und Beziehungsfähigkeiten. Das Dasein des Individuums ist ausgebildet und wird seiner selbst als einem Einzelwesen gewahr, das die äußere Umgebung als etwas wahrnimmt, innerhalb dessen es sich bewegt, gegen das es sowohl ankämpft als auch mit ihm fließt; es ist seiner Fähigkeit zu handeln gewahr. Folglich ist dies eine Zeit der Vorbereitung für Handeln.

Die Phase der Vor-Geburt entspricht dem Bereich vom Mittelpunkt des Fußes bis zur Ferse, der die Wirbelsäule vom 8.–10. Brustwirbel bis zum Steißbein widerspiegelt.

Geburt

Hierbei handelt es sich offensichtlich um eine Zeit großer Veränderung und eine Zeit des Handelns oder Nicht-Handelns. Normalerweise führt der Foetus den Zeitpunkt seiner eigenen Geburt herbei, wenn er für diese Veränderung bereit ist. Bei der Geburt stehen beide, das Kind und die Mutter, dem Ende ihrer einzigartigen Beziehung gegenüber, da sie zwei voneinander getrennte Wesen werden. Es hängt von den Umständen ab, ob dies Anlaß zu entweder Angst, Isolation, Panik und Rückzug oder aber zu Freude, Vertrauen, Einheit und Erweiterung geben wird. Auf Bewußtsein bezogen wird das, was hier geschieht, darüber entscheiden, ob im Verlauf des Lebens in Zeiten, in denen wir einer Wandlung gegenüber stehen, ein Gefühl von Freiheit oder Eingeschränktsein entsteht.

Die Geburt entspricht dem Ansatzpunkt der Achillessehne am Fersenbein, der zugleich das Steißbein widerspiegelt. *(Siehe Abbildung 4).*

Es ist vielleicht nicht überraschend, daß sich diese Bewußtseinsentfaltung im Mutterleib während unseres ganzen Lebens immer wieder abspielt. Zum Beispiel werden geistige Störungen, Spannungen und Beklemmungen durch gesteigertes Gewahrsein des Körpers oft gelindert oder gelöst, indem Gewahrsein - wie in der cephalo-caudalen Bewegung - aus dem Kopf in den unteren Teil des Körpers gelenkt wird. In ähnlicher Weise verringern sich oft gestörtes Raumempfinden, äußeres Chaos oder eine Unfähigkeit, in der Welt zurechtzukommen, dadurch, daß wir in unsere „Mitte" kommen. Wenn wir uns in unserem Herzen oder im Solarplexus sammeln und von dort nach außen bewegen - wie in der proximo-distalen Bewegung –, treten unser Richtungssinn und unsere Begabung klarer hervor. Am Beispiel einer neuen Idee, die in uns auftaucht, können wir auch sehen, wie sich dieses Praenatal-Muster in unserem Leben wieder abspielt. Dem Stadium der Formbildung und Entwicklung der Idee folgt ihre Erweiterung im Hinblick darauf, wie sie angewendet werden kann. Dann kommt die Zeit der Handlung, die Vermittlung dieser Idee und Kritik, Beifall oder Stellungnahme durch die Welt im weiteren Sinne. Der Prozeß der Geburt, in welcher Form auch immer, ob geistig, emotional oder körperlich, ist oft eine schmerzvolle, dunkle, verwirrte Zeit, eine Zeit des Wechselspiels von Zusammenziehen und Ausdehnen, eine Zeit der Unsicherheit, in der du nicht weißt, wohin du gehst, aber weißt, daß du ankommen mußt. Dieses Muster entspricht ebenfalls dem des menschlichen Lebens. Wenn wir Entsprechungen für den Zeitraum von der Empfängnis bis zur Geburt herstellen, dann entspricht die Kleinkind-

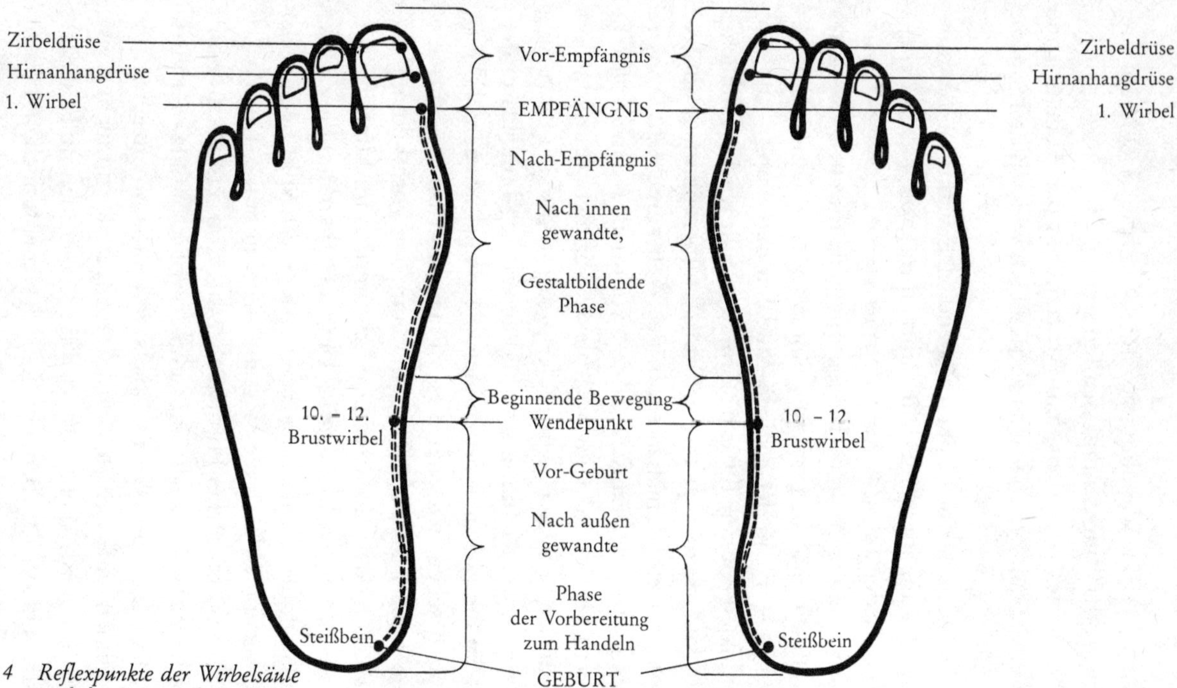

4 *Reflexpunkte der Wirbelsäule und das Praenatal-Muster an den Füßen*

Phase der Nach-Empfängnis, in der es keine Schranken zwischen uns und den anderen gibt; das geselligere und mehr extrovertierte Stadium des jugendlichen Heranwachsens entspricht der Phase der beginnenden Bewegung, wenn unser Körper bereits ausgeformt ist, wir aber nocht nicht reif sind; und die Zeit des Erwachsenseins entspricht der Vor-Geburt. Bei jeder Geburt geschieht ein Tod, der Tod von Mutter und Kind als ein Wesen führt zur Geburt von zwei Wesen. In jedem Tod geschieht eine Geburt: die Geburt von Grenzenlosigkeit aus der Individualität.

Wir haben bereits gesehen, wie wir den gesamten Evolutionsprozeß in uns selbst widerspiegeln, deshalb können wir unser Verständnis der Intra-Uterin-Phase um eine Stufe erweitern, indem wir noch eine Parallele einführen, wodurch unsere Empfängnis mit dem Anbeginn der Zeit und unsere Geburt mit dem Augenblick der Vereinigung von Samen und Ei gleichgesetzt werden kann. Auf diese Weise gehen wir weit über unsere eigene Intra-Uterin-Phase hinaus zu dem Begriff von Zeitlosigkeit, der in unseren Füßen miteingeschlossen ist. So finden wir drei Muster: 1. vom Anbeginn der Zeit zum Augenblick unserer Empfängnis; 2. von der Empfängnis zur Geburt, wie wir es bereits im Detail gesehen haben; 3. von der Geburt zum gegenwärtigen Zeitpunkt unseres Lebens. Folglich umspannen wir Zeitlosigkeit und Zeit.

Nachdem wir die Entwicklung von Bewußtsein im Verlauf der Intra-Uterin-Phase nachgezeichnet haben, können wir unsere anfängliche Frage jetzt eingehender betrachten: Woher kommt dieses Bewußtsein? Überraschenderweise steht dies in Bezug zu neuen Erkenntnissen über das endokrine System, im besonderen zu Zirbeldrüse und Hirnanhangdrüse, die beide im Gehirn liegen. Das endokrine System ist die Gesamtheit der Drüsen mit innerer Sekretion, die winzige Mengen von Hormonen absondern und damit alle Funktionen des Körpers vom

Denken bis zur Fortpflanzung regulieren; dieses System ist autonom, es arbeitet „von selbst“ und könnte daher mit dem Instinkt des Menschen verglichen werden: Es reagiert unmittelbar auf Reize und erhält innerhalb des KörperGeistes ein Gleichgewicht aufrecht. Ein gutes Beispiel hierfür ist die Freisetzung von Adrenalin als Reaktion auf Furcht.

Die Zirbeldrüse ist eine geheimnisvolle Drüse, die keine direkte Funktion zu haben scheint, jedoch fehlen oft bei schweren Fällen von Geistesgestörtheit die normalerweise vorhandenen Kalciumkristalle. Dr. Karl König sagt über diese Drüse: „Dieses Organ verbleibt in einer verschleierten und geheimnisvollen Form in unserem Körper . . . es lebt in uns wie der Saatkeim einer Pflanze, deren restlicher Körper verwelkt ist. Wie der Fruchtknoten einer Pflanze . . ., die von den ewigen Ideen befruchtet wurde und die dem Menschen die Möglichkeit gibt, seine eigenen Begriffe zu formen. Es ist ein Organ des Denkens, mittels dessen wir lernen zu ‚erkennen‘ und so ewige Ideen in irdische Begriffe umzuwandeln. Hier liegt der Grund für Descartes' Behauptung, daß die Zirbeldrüse der Sitz der menschlichen Seele sei. Die Zirbeldrüse hält das Tor zwischen unserer Seele und dem Reich des Geistes geöffnet.“[9]

Dies legt nahe, daß die Zirbeldrüse der Eintrittspunkt von Bewußtsein, der höchste Punkt von Wissen in uns ist, deren Tätigkeit jedoch im modernen Menschen nahezu ruht. Interessant ist, hier anzumerken, daß sich oberhalb dieser Drüse die Fontanelle befindet, die bis lange nach der Geburt geöffnet bleibt. Unterhalb der Zirbeldrüse liegt die Hirnanhangdrüse, die als die „Meisterdrüse“ des endokrinen Systems bekannt ist, da sie alle anderen Drüsen direkt beeinflußt. Hierbei könnte es so erscheinen, daß das höhere Wissen der Zirbeldrüse durch die Hirnanhangdrüse auf die Erde geleitet wird: „Wenn die Zirbeldrüse hinweist auf das Reich des Geistes, dann weist die Hirnanhangdrüse auf die Erde hin. Die menschliche Seele erwacht mittels dieses kleinen Organs zu irdischem Bewußtsein.“[10] Dies bewiesen der wissenschaftlichen Welt die Mitgewinner des Nobelpreises 1977, die Doktoren Roger Guillemin und Andrew Schally in ihrer Arbeit über Hormone, insbesondere die Hirnanhangdrüse: „Ihre Forschungsarbeit mag erklären, wie der Geist die körperliche und geistige Gesundheit durch Hormone beeinflußt. . . . (Die Hirnanhangdrüse) ist ein Bindeglied zwischen Körper und Seele.“[11]

Auf das Bewußtsein bezogen finden wir also, daß die Zirbeldrüse der Ort absoluten Wissens und die Hirnanhangdrüse der Ort des höheren Geistes ist.

Wir haben bereits gesehen, wie die Gene unserer Eltern uns buchstäblich „gebaut“ haben, aber noch haben wir die Frage, woher Bewußtsein kommt, nicht beantwortet. Offensichtlich sind wir jetzt wieder im Reich der Mutmaßung. Vor der Empfängnis scheint es im Bereich des Abstrakten eine Bewegung von Energie und Bewußtsein auf einen Brennpunkt hin zu geben. Von dort aus wird die Energie umgewandelt, so daß sie sich bei der Empfängnis in Materie niederschlagen kann. Auf das Bewußtsein bezogen wird nach der Empfängnis aus diesem Brennpunkt die Zirbeldrüse und das Stadium der Umwandlung wird zur Hirnanhangdrüse.

Um dies zu vereinfachen, benutzen wir die Analogie von der Entstehung eines Hauses. Ein Architekt plant, ein Haus zu bauen, dann setzt er sich hin und zeichnet die Pläne. Die Bauleute werden es dann nach den Anweisungen des Plans mit ihren Materialien bauen. Für ein menschliches Wesen sind ganz offensichtlich die Eltern die Bauleute. Es ist nicht schwer, anzunehmen, daß die Gene der Bauplan sind; kann man jedoch behaupten, daß sie die Persönlichkeit, die Individualität enthalten? Wenn nicht, muß man annehmen, daß bei der Empfängnis ein Zusammentreffen der Bauleute und des Materials mit dem Architekten stattfindet. Der ursprüngliche Gedanke des Architekten, ein Haus zu bauen, ist der Zirbeldrüse analog, und das Zeichnen der Pläne der Hirnanhangdrüse. Das heißt, daß die Intelligenz während der Phase der Vor-Empfängnis den Bauplan des neuen Lebens entworfen hat. Sie hat sozusagen auf ihrem Weg zur ersten Zelle, die durch die Vereinigung der Eltern gebildet wurde, die Farben zusammengetragen, die dem neuen Leben seine Eigentümlichkeiten verleihen werden.

Um die Analogie des Hausbaues zu erweitern, lassen wir uns von den Chinesen daran erinnern, daß wir nicht in den Mauersteinen leben, sondern in den Lücken zwischen ihnen, den Räumen. Unsere Eltern mögen die Bausteine bereitgestellt haben, aus denen wir gebaut wurden, aber es ist der Raum in uns, in dem wir unser höheres Bewußtsein finden.

4 Das Prinzip der Entsprechungen

Was am schwächsten und verworrensten scheint,
ist das stärkste und entscheidenste in euch.
Ist es nicht der Atem, der den Bau eurer Knochen
aufgerichtet und gehärtet hat?

KAHLIL GIBRAN[12]

Außer dem Praental-Muster gibt es andere Muster oder Bezugssysteme im Körper, die uns alle helfen zu erkennen, wie wir als ein zusammenhängendes Ganzes funktionieren. Wir können nicht genug betonen, wie bedeutsam die Auffassung von „KörperGeist“ ist, die besagt, daß es keine Trennung zwischen Körper und Geist gibt. Wir neigen dazu zu denken, daß wir einen Körper „haben“, daß wir unserem Körper Bewegung, Nahrung, Ruhe, Vergnügen oder Arzneimittel geben, wenn „er“ krank ist. Wir sehen unseren Körper als etwas, das wir mit uns herumtragen; wir mögen Teile unseres Körpers, andere mißfallen uns, wir ängstigen uns, wenn in ihm etwas nicht in Ordnung ist; was wir gewöhnlich nicht einsehen, ist die Tatsache, daß nicht ein Teil in Unordnung ist, sondern wir als Gesamtheit. Wenn wir niedergeschlagen sind, fühlt sich unser Körper schwer und leblos an; wenn wir glücklich sind, fühlen wir uns körperlich leicht und beschwingt. Unser Geist und unser Körper arbeiten als Einheit.

Alles im Universum, einschließlich allem, was unser Selbst ausmacht, *ist* Energie. Diese Energie mag verschiedene Formen annehmen, aber gleich welche Form – sei es ein körperlicher Zustand, ein geistiger Konflikt, ein Gefühl der Freude oder eine seelische Erkenntnis –, es ist Energie. Wenn es einen Mißklang in uns gibt, können wir einen schlimmen Husten bekommen, uns ärgerlich fühlen, Schmerzen im Rücken verspüren, oder wir werden orientierungslos und verwirrt. Wenn wir das Psychische und das Körperliche als Einheit betrachten, dann können wir verstehen, daß es zwischen ihnen keinen Unterschied gibt, gleich welcher Ausdrucksweise wir begegnen: Das zugrundeliegende Ungleichgewicht ist einfach Energie, die einer Entladung bedarf. Auf dieser Grundlage können wir anfangen, den Körper zu „lesen", um zu erkennen, was das auf allen Ebenen stattfindende Ungleichgewicht ausmacht. Zu unserer Hilfe gibt es bestimmte Wegweiser, einer davon ist das Prinzip der Entsprechungen.

Diese Vorgehensweise, die Robert St. John entwickelt hat, wurde von den „Lehrsätzen der Entsprechungen" angeregt, wie sie Emanuel Swedenborg formulierte, ein schwedischer religiöser Lehrer, der im 18. Jahrhundert lebte. Danach deckt sich jeder natürliche Gegenstand mit einer geistigen Tatsache oder einem geistigen Prinzip und symbolisiert es. Daraus kann eine enge Beziehung zwischen geistigen Eigenschaften und materiellen Formen gefolgert werden, wobei die ersteren die Archetypen der letzteren sind. Wir können diese Auffassung anwenden, wenn wir die drei primären Arten betrachten, in denen die Lebensenergie im Menschen in Erscheinung tritt, als Körperenergie, als Verstandesenergie und als Gefühlsenergie. Diese entsprechen den drei wichtigsten Zellstrukturen des menschlichen Körpers: festes Gewebe, weiches Gewebe und Flüssigkeiten.

Festes Gewebe

Das feste Gewebe in uns ist hauptsächlich das Skelett, das Gefüge und der Kern unseres körperlichen Seins. Es kann in Zusammenhang zu den Steinen und Mineralien der Erde gesehen werden, die ein festes, inneres Fundament darstellen.

Knochen bilden unsere Basis, ein Gerüst, auf dem wir aufgebaut sind. Sie können als die körperliche Erscheinung der Energie betrachtet werden, die bei der Empfängnis eintrat. Robert St. John erklärt es folgendermaßen: Unsere Knochen „bilden das ursprüngliche Muster dessen ab, womit wir unser Leben bei der Empfängnis begannen“ und beinhalten „die ererbten Merkmale, die karmischen Muster und alle anderen Faktoren, die dem neuen Leben auferlegt oder von ihm angezogen werden. Die Wirbelsäule ist das Zentrum dieses Gefüges und Ausdruck des Praenatal-Musters, das der Brennpunkt dieser Arbeit ist. Das übrige Skelett ist die Ausdehnung dieses Prinzips in die drei Formen von . . . denken, handeln und gehen . . ., wie sie sich durch Kopf, Schultern und Becken ausdrücken.“[13] Im festen Gewebe ist unser Verlangen nach Inkarnation, danach, tatsächlich in Materie zu gelangen, dargestellt. Damit Leben in Erscheinung treten kann, muß es eine Form haben, und die ist unser Skelett.

Wissenschaftler haben festgestellt: Je verdichteter die Materie, desto schneller bewegen sich darin die atomaren Teilchen und umso mehr atomare Energie ist in ihr enthalten. So enthalten Diamanten die größte Menge an Atomenergie, da sie die komprimierteste Form von Materie sind. Im Menschen können wir eine Entsprechung zwischen dem Knochenbau und dem Energie-Aspekt unseres körperlichen Seins sehen, denn die Knochen haben die dichteste Atomstruktur im Körper und sind darum die am stärksten verdichtete Energieform. Es ist interessant, hier zu erwähnen, daß der Alexander-Methode eine ähnliche Auffassung zugrundeliegt. Ihr Ziel ist es, Harmonie und Ausgewogenheit zu schaffen, indem man das Skelett lockert und seinen richtigen Gebrauch lehrt. Dadurch wird die Energie freigesetzt und ausgeglichen. Es sind auch die Knochen, die das Grundgefüge bilden, mit dem das „Pulsing“ arbeitet – eine Massageart, bei der man die ganze Behandlung hindurch den

Körper rhythmisch schüttelt. Hierbei ist die Absicht, Gefühle und traumatische Erlebnisse freizusetzen, die im Skelett eingeschlossen sind.

Wir haben gesehen, daß es eine Entsprechung zwischen dem Knochengefüge und dem Energie-Aspekt unseres körperlichen Seins gibt. Wenn wir nun unsere Betrachtungsebene verschieben, wird aus Energie Kraft; und was ist die letztendliche Kraft? „So spricht Gott der Herr zu diesen Gebeinen: Siehe, ich will Odem in euch bringen, daß ihr wieder lebendig werdet.“[14] Das lateinische Wort für Atem ist „spiritus“, das bedeutet die beseelende oder Lebens-Energie im Menschen, das, was dem körperlichen Organismus – im Gegensatz zu seinen rein stofflichen Elementen – Leben gibt. Die höchste Kraft ist demnach dieser „Atem“ des Leben oder Geist.

Das Knochengefüge ist das Muster, mit dem wir beginnen. Die Struktur des weichen Gewebes ist das, was wir aus diesem Muster machen.

Weiches Gewebe

Das weiche Gewebe in uns besteht aus Haut, Fleisch, den Organen, Nerven und Muskeln, und kann der Erde zugeordnet werden. Fleisch und Haut stellen die Umhüllung der Knochen dar; Muskeln, Sehnen und Bänder geben ihnen Bewegung, Kraft und Beweglichkeit; die inneren Organe, die vom autonomen Nervensystem gesteuert werden, halten die körperlichen Funktionen aufrecht.

Unser weiches Gewebe entspricht unserem Verstandes-Aspekt und drückt die fortwährende Bewegung von Wandlung in uns aus. Die Muskeln dienen dem festen Gewebe als Mittel, sich zu bewegen, und in gleicher Weise ermöglicht uns unser Verstandes-Aspekt, daß wir uns in Übereinstimmung mit unseren Erkenntnissen und Einsichten bewegen und verändern.

Unser weiches Gewebe ist die Abbildung unserer tieferliegenden Charaktereigenschaften, Traumen und Erfahrungen. Wie Ken Dychtwald in seinem Buch *KörperBewußtsein* sagt: „Ich bin zu der Einsicht gekommen, daß . . . psychologische Auswahl und persönliche Haltung und Vorstellungen nicht nur auf die Funktionstüchtigkeit des menschlichen Organismus einwirken, sondern auch die Art, wie er geformt und strukturiert ist, entscheidend beeinflußt.“[15] Man kann sagen: Wer mit kräftigen Beinen und geradem Rücken aufrecht geht, der begegnet der Welt mit Vertrauen; während jemand mit gebeugtem Rücken und hängenden Schultern wahrscheinlich eine beträchtliche psychologische Last trägt. Spannungen werden in unseren Muskeln eingeschlossen – starre Sehnen weisen auf starre Haltungen hin. Sie bauen sich langsam auf und bewirken, daß die Energie gestaut oder zurückgehalten wird. Die Erinnerung an vergangene Ereignisse wird in unserem Gewebe gespeichert und bewirkt direkte Veränderungen der körperlichen Form. Alexander Lowen schreibt in *Bioenergetik:* „Ein Mensch ist die Summe seiner Lebenserfahrungen, von denen jede einzelne in seiner Persönlichkeit gespeichert und in seinen Körper eingefügt ist. So wie ein Holzfäller die Lebensgeschichte eines Baumes an den Jahresringen ablesen kann, so ist es möglich . . ., die Lebensgeschichte eines Menschen von seinem Körper abzulesen.“[16]

Wenn wir von unserem Verstandes-Aspekt sprechen, ist Bewußtsein miteinbezogen. Um bewußt zu sein, müssen wir uns einer Sache bewußt sein, es muß ein Gegenstand oder ein Gedanke vorhanden sein, auf den wir unsere Aufmerksamkeit richten. Buddha verglich Bewußtsein mit einer Flamme, die von einem Baumstamm zum anderen überspringt; die Flamme kann nicht ohne die Stämme existieren, so wie Bewußtsein auch nicht ohne einen Gegenstand existieren kann. Und doch fühlt man, daß da etwas wirkt, etwas, das jenseits der Wirklichkeit des

Gegenstandes vorhanden ist. Das ist Intelligenz. In Begriffen der Swedenborg Lehre drückt dies ein Sufi-Wort so aus: „Intelligenz wird angesichts eines Gegenstandes zu Bewußtsein."

Das weiche Gewebe verleiht uns Bewegung, und es sind die Flüssigkeiten, die dieser Bewegung Richtung verleihen.

Flüssigkeiten

Die Flüssigkeiten in uns – Blut, Wasser, Lymphe – durchdringen und durchfließen unseren ganzen Organismus und beeinflussen Gesundheit und Gleichgewicht. Sie stehen in Beziehung zu den Ozeanen und zu den Flüssen, die überall auf der Erde fließen. Wenn wir erregt sind, verändert sich die Verteilung der Flüssigkeiten augenblicklich: Blut durchströmt Lippen, Brustwarzen und Genitalien, oder Schweiß bricht aus. Annähernd 90% des Körpers ist Flüssigkeit, hauptsächlich Wasser, das sich wie ein auf- und abfließendes, großes, inneres Meer verhält, mit Wellen und Strömungen, die die Richtung des Fließens beeinflussen.

Die Flüssigkeiten entsprechen unserem Gefühls-Aspekt. Das Wort Emotion ist vom Lateinischen: *e-movere* – hinausbewegen, abgeleitet; unsere Gefühle drücken die Richtung der Wandlungsbewegung in uns aus und geben dieser Bewegung Antrieb und Ziel. Physiker sagen uns, daß sich die Galaxie vom Zentrum nach außen hin ausdehnt, daß die Bewegung des Universums – wie die proximo-distale Bewegung – nach außen gerichtet ist. Wir könnten sagen, daß einer der Gründe unseres Daseins auf der Erde der ist, uns im Bewußtsein auszudehnen; es ist unser emotionaler Aspekt, der dieser Ausdehnung Richtung verleiht.

Die höchste Gefühlserfahrung ist Ektase. Das Wort wird hier nicht mit religiösen Nebenbedeutungen gebraucht, sondern als ein Ausdruck der Fähigkeit des Menschen, die Grenzen seiner

Vernunft zu überschreiten.

Die Arbeit des weichen Gewebes ermöglicht es dem festen Gewebe, sich zu bewegen, und diese Bewegung ist aufgrund eines Richtungssinnes, der in ihr liegt, geordnet. Unser Körper-Energie-Aspekt liegt unseren Verstandes- und Gefühls-Aspekten zugrunde, gerade so, wie unsere Knochen sich unter dem Fleisch und den Flüssigkeiten befinden. Indem wir in unserem Gewahrsein wachsen, wird unser Sein „aufgestuft", und wir fangen an, verstärkt auf den höheren Ebenen von Geist, Intelligenz und Ekstase zu wirken.

Dieses Prinzip der Entsprechungen *(siehe Abbildung 5)* versieht uns mit einer Karte, der wir entnehmen können, was in unserem Sein vor sich geht. Folgende Worte von Robert St. John veranschaulichen dies: „Muskelleiden lassen eine Trägheit in der Beweglichkeit des Geistes erkennen. Herzleiden weisen auf einen Aspekt des Geistes hin: er befindet sich im Widerspruch mit der Fähigkeit, den Organismus mit lebensspendender Nahrung zu durchdringen, mit dem Eindringen von ‚Leben' in jede Zelle. Es ist ein Gefühlsmoment. Leberleiden zeigen eine Hemmung in den Handlungsprinzipien an, die zur Lebenserhaltung notwendig sind. Blasenleiden deuten auf Schwierigkeiten, sich von den emotionalen Mustern der Vergangenheit zu befreien. Die Verhärtung der Arterien bedeutet eine starre Haltung gegenüber dem freien Fluß der Gefühle."[17] Wir können diese Art des Vorgehens noch weiter ausdehnen, weil es noch einen anderen Wegweiser zum Verständnis unseres Seins gibt: die Funktion der verschiedenen Körperteile.

Festes Gewebe Weiches Gewebe Flüssigkeiten	Gefüge Bewegung Richtung	Körper-Energie Verstandes-Energie Gefühls-Energie	Kraft Bewußtsein Gefühl	Geist Intelligenz Ekstase

5 *Schaubild vom Prinzip der Entsprechungen*

Das Verständnis, das die Chinesen von den sechs Bereichen der Kommunikation hatten, nämlich von Kopf, Händen, Brustwarzen, After, Geschlechtsteilen und Füßen, gewährt uns Einblick in die Art, wie der KörperGeist sich auf die Welt bezieht. Der Grund, warum in der Metamorphischen Methode Kopf, Hände und Füße massiert werden, ist der, daß diese drei äußeren Kommunikationsbereiche drei primären Funktionen entsprechen: denken, handeln und bewegen oder gehen. *(Siehe Abbildung 6).* In jeder ausgeglichenen Lebensäußerung pflegen wir alle drei nahezu gleichzeitig zu benutzen: den anfänglichen Impuls, die Ausführung und den Bewegungsablauf der Handlung.

Das Bewegungs- oder Gehzentrum reicht vom Beckenbereich zu den Beinen und Füßen. Aktivität in diesem Bereich drückt unsere Fähigkeit aus, uns körperlich fortzubewegen. Unsere Füße stellen die Qualität dieser Bewegung dar und strecken sich beim Gehen als erstes und am weitesten in die Welt. Die Massage unserer Füße konzentriert sich auf die Wandlungsbewegung in uns, sie kann die Art und Weise beeinflussen, auf die wir uns in der Welt bewegen und wie wir die eingeschlagene Richtung empfinden. Sie bringt Dinge in Gang. Das Bewegungszentrum entspricht auch den vorgeburtlichen und geburtlichen Stadien des Praenatal-Musters, die mit unseren sozialen und nach außen gerichteten Aspekten verknüpft sind.

Im oberen Teil des Körpers befindet sich das Zentrum des Handelns, das sich von der Wirbelsäule zu den Schultern, den Armen und den Händen erstreckt. Durch dieses Zentrum drücken wir unsere Fähigkeit aus, etwas auszuführen, zu erschaffen und zu geben, was wir aus unserem Leben machen und wie wir mit ihm umgehen. Durch die Massage unserer Hände werden unsere Fähigkeit, innerhalb der Wandlungsbewegung zu handeln, und unsere Gefühle zu dem, was wir in der Welt tun, freigesetzt. Das Zentrum des Handelns entspricht

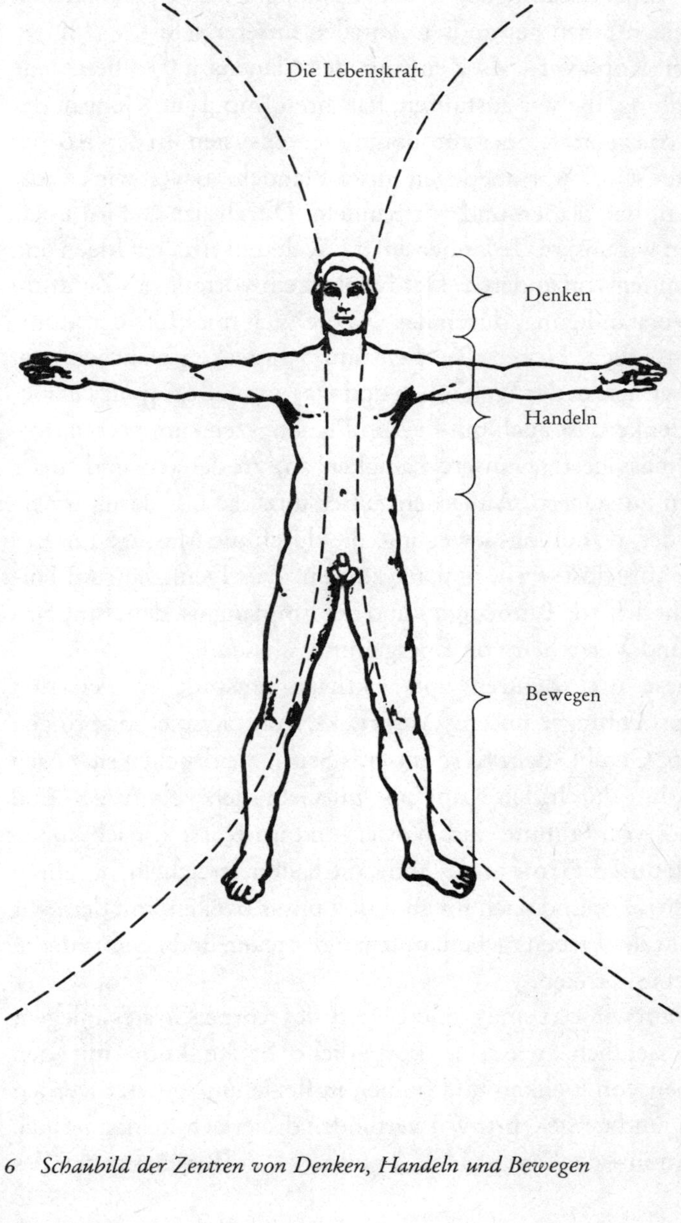

6 *Schaubild der Zentren von Denken, Handeln und Bewegen*

auch dem Stadium der Nach-Empfängnis, den persönlichen und nach innen gewandten Anteilen unserer selbst.

Der Kopf wird als Zentrum des Planens angesehen. Jede Handlung, die wir ausführen, hat ihren Impuls im Gehirn, der über das zentrale oder autonome Nervensystem in den Körper geleitet wird. Wir überlegen unser Handeln, bevor wir es ausführen, wir planen und wir handeln. Durch das Gehirn übertragen wir unsere Gedanken auf die Welt und erhalten Ideen und Gedanken von anderen. Der Kopf ist ein vorrangiges Zentrum der Verständigung, durch das wir die Welt mit Hilfe der Sinne, durch Sehen, Hören, Riechen und Schmecken wahrnehmen. Wie wir uns in der Welt sehen und was wir in Bezug auf sie über uns denken, ist auch mit diesem Planungszentrum verbunden. Kopfmassage regt unsere Fähigkeit an, zu denken und unser Leben zu steuern. Außerdem unterstützt sie uns darin, innerhalb der Wandlungsbewegung, die durch die Massage unserer Füße ausgelöst wird, initiativ zu sein. Das Denkzentrum entspricht der Vor-Empfängnis und der Empfängnis, dem Empfangen und Verstehen von Energie und Wissen.

Diese drei Zentren von Aktivität entsprechen den drei Hauptrichtungen unseres Ausdrucks. Zum Beispiel entspringen unsere Gefühle dem Kern unseres Seins. Sie drücken sich nach oben hin durch den Kopf aus, im Gebrauch von Augen und Mund, von Stimme und Worten und im Küssen; nach außen durch unsere Arme und Hände, die halten, streicheln, berühren und trösten; und nach unten durch unser Becken, mit dem wir im Akt des Liebens geben, miteinander teilen und zueinander in Beziehung treten.

Wenn wir jetzt eine größere Karte des KörperGeistes anlegen, wird deutlich, wie eine körperliche Fehlfunktion mit den Ebenen von Denken und Fühlen in Beziehung gesetzt werden kann, und umgekehrt. Wir verbinden dreierlei miteinander: die Funktion – denken, handeln, bewegen –, die Beschaffenheit des betroffenen Körperteils – hartes Gewebe, weiches Gewebe, Flüssigkeiten – und das Praenatal-Muster, wie zum Beispiel: die Entsprechung zwischen der Brust und der Phase der Nach-Empfängnis. Wir wollen an einigen Beispielen aufzeigen, wie dies funktioniert, wobei wir nicht vergessen dürfen, daß wir an dieser Stelle nur die Erscheinungsformen des Lebens betrachten, die Teile und nicht das Ganze. Unser Hauptanliegen gilt, über die Karten oder Krankheitszeichen hinaus, immer der Lebenskraft.

Entzündungen der Blase, der Harnwege, usw.: Sie finden sich im Becken, und das Becken entspricht dem Bewegungszentrum. Da die Flüssigkeiten den emotionalen Aspekt spiegeln, so bezieht sich der Urin im besonderen auf negative Gefühle, die innerlich „vergiften". Die Beckengegend entspricht auch der Phase der Vor-Geburt, in der unsere Fähigkeit, ein soziales Wesen zu sein, festgelegt wird. Aus diesem Grund werden sich die ausgedrückten Gefühle direkt auf andere Menschen beziehen. Also könnte man sagen, daß Entzündungen der Harnwege auf einen Gefühlswiderstand gegen die Bewegung hinweisen, die in unserem Leben gerade stattfindet, oder insbesondere auf Spannungsgefühle gegenüber anderen, wie Ärger oder Frustration. Es ist so, als wenn jemand seine Gefühle zurückhält, so daß die damit verbundene Energie einen körperlichen Ausdruck findet. Forschungen haben ergeben, daß Harnblasenentzündungen bei Frauen häufiger dann auftreten, wenn sie sich in Beziehungsschwierigkeiten befinden, als zu irgendeiner anderen Zeit.

Heiserkeit, Husten: Heiserkeit ist die Folge einer Reizung des weichen Gewebes in einem Bereich, der mit dem Zentrum des Handelns verbunden ist, mit dem, was wir mit unserem Leben tun. Der Hals ist auch der Durchflußkanal der Energie zwischen dem Kopf und dem übrigen Körper und kann daher mehr als jeder andere Bereich eine Spaltung des KörperGeistes verdeutlichen, wobei der Kopf psychologisch vom Körper getrennt ist. Im Praenatal-Muster entsprechen Hals und Brust dem ersten Abschnitt der Nach-Empfängnis-Phase und nach innen gerichteter Energie. Was hier also vorliegen könnte, ist eine geistige Verunsicherung, eine Enttäuschung oder ein Konflikt in uns selbst im Hinblick darauf, was wir mit unserem Leben tun oder tun werden. Es kann ein geistiger Widerstand dagegen vorliegen, uns in Worten auszudrücken und eine Abspaltung von den Gefühlen in unserem Körper.

Husten ist ein Anzeichen von geistiger Gereiztheit, bringt ungewollte Flüssigkeiten, Schleim oder ungewollte, uneingestandene Gefühle an die Oberfläche. Wir wollen „etwas loswerden, was auf unserer Brust lastet", Gefühle, die wir zurückhalten und – insbesondere uns selbst gegenüber – nicht voll eingestehen. Er zeugt auch von geistigem Widerstand dagegen, unsere Gefühle auszudrücken.

Diese Art, den KörperGeist zu begreifen, ist wichtig für unser Verständnis der Schwierigkeiten, denen wir begegnen, und für das, was sie uns sagen. Der KörperGeist versucht, uns auf vielerlei Weise zu zeigen, daß etwas nicht stimmt, daß eine Energieblockierung da ist, bevor er von Schmerz Gebrauch machen muß. Er benutzt Krankheitszeichen, sei es Erkältung, Kopfschmerz, Verstopfung oder Depression, um anzuzeigen, daß sich auf einer anderen Ebene etwas abspielt, was nicht beachtet und deshalb blockiert wird.

Dies alles spiegelt sich in den Füßen, und wenn wir die Füße lesen, ist es nicht nötig, den übrigen Teil des Körpers anzusehen. Ohne Bewegung kann es kein Leben geben; die Füße spiegeln die Bewegung, die sich auf jeder Ebene in uns abspielt, deshalb kann ihre Sprache der einzige Wegweiser sein, den wir brauchen. Aber wir alle haben unsere eigene Art, unseren KörperGeist auszudrücken, daher ist es nie möglich, genau zu sagen, was vor sich geht. Wenn wir einen besonderen Zustand der

Füße feststellen, können wir sicher sein, daß Energie intensiv angeregt ist, aber ihr Ausdruck kann mannigfaltig sein. Um dies weiter auszuführen, wollen wir die drei Aspekte Energie, Geist und Gefühl betrachten, wie wir sie in den Füßen vorfinden.

Trockenheit: Sie zeigt entweder, daß der Gefühls-Aspekt einigermaßen ausgeglichen ist, oder die Gefühle können zurückgenommen, innerlich festgehalten sein; viel Feuchtigkeit kann auf einen Gefühlskonflikt oder darauf hinweisen, daß eine Entladung, ein Ausbruch von Gefühlen geschieht. Bei aufgedunsenen oder geschwollenen Füßen wird die Flüssigkeit zurückgehalten und spannt die Haut zum äußersten. Man kann dies als ein Übermaß an Gefühlen begreifen, die nicht freigegeben werden. Oder das gesamte Gefühlsleben liegt mit dem Verstand im Streit.

Hornhaut: Hierbei ist die Haut verhärtet, was Anzeichen einer gewissen geistigen Überaktivität ist. Man findet sie meistens an der Ferse, dem Bereich der Mutter, des Erd-Prinzips, dem die Fähigkeiten zu lieben, zu nähren oder zu pflegen zugeordnet sind. Verhärtete Haut kann einen Konflikt mit unserer eigenen Mutter oder mit unseren inneren Fähigkeiten, Sorge zu tragen, darstellen. Ebenso kann sie die Unfähigkeit ausdrücken, sich vollständig zu inkarnieren, geerdet zu sein und sich mit der Welt in Einklang zu befinden. Hornhaut ist hartes Gewebe oder verhärtete Haut. Wenn man das Eigenschaftswort „verhärtet" auf Menschen anwendet, bedeutet es, daß jemand gefühllos, ohne Mitempfinden, äußerst gleichgültig gegenüber den Schmerzen anderer ist. So kann die verhärtete Haut an der Ferse einen geistigen Widerstand gegen das Mutterprinzip oder die materielle Welt verdeutlichen.

Die Seiten des großen Zehs sind der Reflexpunkt-Bereich, der dem Vater, dem Gott-Prinzip entspricht, und wenn die Hornhautbildung hier auftritt, bedeutet dies einen geistigen Widerstand gegen Autorität, Macht und Verantwortlichkeit. Es kann aufgrund von Widerstand gegen eine äußere Quelle der Macht oder aufgrund der Unfähigkeit, seine eigene, innere Autorität, das eigene Verantwortungsgefühl, zu behaupten, ein Konflikt mit diesen Eigenschaften vorliegen. Dieser Bereich spiegelt unseren Bezugspunkt mit dem Himmeln, dem Gegenpol zur Erde, wider.

Hühneraugen: Hier geht der Konflikt noch tiefer als bei der Hornhaut, da Hühneraugen Wurzeln haben, die unter der Haut ins Fleisch eindringen. Weil hiermit auch Schmerzen verbunden sind, zeigt dies eine nach innen gekehrte Bewegung von Energie an, eine Weigerung des Geistes, sich den zugrundeliegenden Konflikt wirklich anzuschauen. Kleine Hühneraugen oder eine dünne Hornhautschicht, die noch nicht lange da sind, zeigen, daß die Spannung verhältnismäßig neu ist. Ein chronisches Hühnerauge jedoch oder eine dicke, harte Hautschicht zeigen, daß auf geistiger Ebene das Problem seit langem besteht.

Haut, die sich schält: Dieses Merkmal kommt und geht oft, kann sich über den ganzen Fuß ausbreiten oder plötzlich verschwinden, nur um später wieder aufzutauchen. Dies ist ein erneutes Anzeichen für eine Energie-Anregung auf der geistigen Ebene, aber diesmal ist es eine Klärung, weil darunter frische Haut zurückbleibt, wenn das Schälen aufhört. Schichten von geistigem Widerstand brechen in dem Maße zusammen, wie wir mit verschiedenen Teilen unserer selbst in Einklang kommen.

Blasen: Dabei verursacht eine äußere Reizung, daß die Haut aufbricht und Flüssigkeit absondert. Sie lassen geistige und emotionale Störungen erkennen, die zu einer Zeit der Schwäche an die Oberfläche kommen. Sie drücken nicht unbedingt eine innere Wandlungsbewegung aus, sondern können einfach Anzeichen von Schwäche sein und von einer äußeren Ursache, wie scheuernden Schuhen, herrühren.

Frostbeulen: Sie werden durch eine mangelnde Durchblutung der Zehen verursacht und können als ein Rückzug der Gefühle vor der Wirklichkeit gesehen werden. Die Ursache mag Angst, Ungewißheit oder ein Mangel an klarer Richtung sein und das Ergebnis ist, daß die Gefühlsenergie tatsächlich nicht mit dem Teil von dir verbunden ist, der sich in der Welt bewegt. Dies führt zu einem geistigen Konflikt, auf den die Frostbeule selbst und die empfindliche Haut hinweisen. Frostbeulen sind körperliche Reaktionen auf kaltes Wetter und weisen entsprechend auch auf Gefühlskälte hin, auf einen Mangel an Betroffensein, der geistigen Schmerz verursacht. Die Zehen entsprechen den Sinnen, dem Kopf und der Vor-Empfängnis, so daß Frostbeulen einen Widerstand gegenüber dem vollen Gebrauch der Sinne ausdrücken können oder eine Verweigerung, das, was im eigenen, unmittelbaren Leben geschieht, wirklich zu sehen.

Eingewachsene Fußnägel: Diese erscheinen an der oberen Ecke des Nagels vom großen Zeh, die der Reflexpunkt der Zirbeldrüse ist. Dieses Merkmal zeigt einen geistigen Widerstand gegen die Aufnahme höherer Energie und gegen Bewegung und Veränderung auf dieser Ebene. Ohne diese Energie fehlt dem Nagel die Stütze und er wird sich in das Fleisch krümmen.

Ballenentzündung: Diese Knochenverbildung zeigt einen tiefen Konflikt auf der Energieebene, der der Phase der Nach-Empfängnis zuzuordnen ist. Der Same dieses Konflikts wurde um die 4. – 6. Woche des embryonalen Entwicklungsstadiums gelegt, als sich die Lungen bildeten und der Foetus die Verpflichtung eingehen mußte, am Leben zu sein. Unsere Lungen ermöglichen uns zu atmen, uns zu erhalten. Es mag eine Unsicherheit vorliegen, ein Zögern, bevor die Verpflichtung eingegangen wird, und dieses anfängliche Widerstreben ist eine Schwäche, die wir unser ganzes Leben hindurch immer wieder in Szene setzen – ein Unfähigkeit, in uns selbst voll gegenwärtig zu sein. Es kann ein Gefühl von Wertlosigkeit und Unzulänglichkeit vorliegen, das Enttäuschung und Verdruß aufkommen läßt. Ballenentzündungen entstehen oft dann, wenn Menschen es zulassen, auf irgendeine Weise ihrer eigenen Initiative, ihres Individualitätsgefühls beraubt zu werden, oder wenn sie die Verantwortung für ihr eigenes Leben einer anderen Person überlassen, wie es in einer sehr intensiven Beziehung geschehen kann.

Gesenkte und hohe Fußgewölbe: Dieser Teil des Fußes steht in Beziehung zum Umfeld des Solarplexus, das im Praenatal-Muster der Reflexbereich der Phase der beginnenden Bewegung ist, und ist damit der Übergang zwischen der Art, wie wir in uns selbst und der Art, wie wir in der Welt sind. Gesenkte Fußgewölbe drücken einen Zusammenbruch auf der Energieebene aus, ein Gefühl von Schwäche und Hoffnungslosigkeit in unserer Beziehung zur Welt und unserer Fähigkeit, uns in ihr zu bewegen. Sie zeigen eine Neigung, über die Erdoberfläche dahinzugleiten wie ein Bootsmann auf dem Fluß, aus Angst, in etwas verwickelt zu werden. Hohe Fußgewölbe zeigen einen Rückzug, ein Sich-Zurückhalten, eine Unfähigkeit, leicht zu geben und ein Widerstreben, in etwas verwickelt zu werden. Sie zeigen eine stärkere Neigung zur Luft als zur Erde.

Aufwärts- oder zurückgebogene Zehen und Hammerzehen: Sie alle zeigen einen Rückzug der Sinne und ein mangelndes Verlangen danach, hier zu sein, was sich auf das Bewußtsein im Alltag auswirkt. Es herrscht ein Widerwille, in der Welt gegenwärtig zu sein und sich in ihr fortzubewegen. Die Füße zeigen uns, was in uns vorgeht. Als Beispiel: Ein Jornalist und Lehrer hatte, als er zum erstenmal die Metamorphische Massage erhielt, einen Fleischklumpen am Mittelgewölbe seines Fußes, der den Punkt der Beginnenden Bewegung überdeckte. Dieser Mann hatte viele Schwierigkeiten in der Begegnung und im Austausch mit Menschen, obwohl dies zu seinem Beruf gehörte. Während einer Reihe von Behandlungen erlebte er einige Nächte lang einen stechenden Schmerz in diesem Bereich seines Fußes, den er sich im Schlaf kratzte. Der Klumpen verschwand bald danach und die Qualität seiner Beziehungen verbesserte sich beträchtlich.

Schau dir die Tafel des Praenatal-Musters an und du wirst sehen, wo die einzelnen Entwicklungsstadien auf dem Fuß liegen und was sie bedeuten. Setze sie Punkt für Punkt zu dem in Beziehung, was sich in dir ereignet. Es ist alles vorhanden, in dem festen und weichen Gewebe und in den Flüssigkeiten gespeichert. Alles, was wir jetzt gerade sind – unser Gesundheitszustand, unsere Gefühle, Gedanken, Sehnsüchte, Schwierigkeiten – all dies läßt sich in diesem Moment dort finden. Paß auf! Die Person neben dir könnte in der Lage sein, deine Füße wie ein offenes Buch zu lesen!

5 Einflüsse

Und ist es nicht ein Traum, dessen sich keiner mehr von euch entsinnt, der eure Stadt erbaute und alles formte, was darin ist?
... Und vermöchtet ihr das Geflüster des Traumes zu vernehmen, würdet ihr keinen anderen Laut mehr hören.

KAHLIL GIBRAN[18]

Der Frage, wo wir herkommen, liegt eine andere, vielleicht wichtigere zugrunde, nämlich: Was ist der Zweck unseres Hierseins? Dies ist eine zeitlose Frage, die immer wieder von Menschen gestellt und von Propheten und Weisen beantwortet wurde. Die Antworten nehmen viele verschiedene Formen an, beinhalten aber dasselbe: daß es des Menschen Bestimmung ist, seine wahre Natur zu entdecken, Erleuchtung zu erlangen, die Fülle seiner Anlagen zu verwirklichen, einen Zustand von Einheit zu erreichen. Die Wege zu solch einem Zustand sind mannigfaltig und unterschiedlich, die Reise kann lange dauern und oft scheinbar unmöglich sein; doch ist sie die letztlich einzige Reise, die der Mensch machen kann, und zu der er von einem gleichsam göttlichen Heimweh angetrieben wird.

Wenn das der wahre Zweck des Menschen ist, warum scheint es dann so schwer, ihn zu erreichen? In uns fließt der reine Lebensstrom, der uns von einem Tag zum anderen durch das Leben trägt. Doch wie Felsen, die in den Strom geworfen werden, Strudel, Wasserfälle und Umleitungen verursachen, so behindern Schwierigkeiten den Fluß unserer Energie, der dadurch gehemmt wird. Wenn er frei wäre, wäre unser Weg einfach; es sind die Strudel und Dämme, die Kieselsteine und Geröllbrocken selbst, welche die Schwierigkeiten erschaffen, die uns für unsere Freiheit blind machen. Doch die Felsbrocken auf unserem Weg sind in Wirklichkeit „Schrittsteine", von denen jeder eine Gelegenheit für uns darstellt zu wachsen und über unseren gegenwärtigen Zustand hinauszugelangen, um die tiefere Bestimmung zu entdecken.

Um ein Beispiel zu gebrauchen, wollen wir eine Gruppe von Kindern beobachten, die eine Hindernisstrecke auf einem Rasen bauen. Dazu tragen sie Gegenstände zusammen, die sie auf der Strecke anordnen. Wenn sie anfangen zu spielen und die Strecke durchlaufen, treffen sie auf ein wackeliges Brett, über das sie in seiner ganzen Länge balancieren müssen. Sie fallen viele Male hin, bis sie endlich ihr Gleichgewicht gefunden haben. Sobald sie die Strecke beherrschen, verlieren sie ihr Interesse daran und gehen weg. Von diesem Beispiel können wir folgende Parallele zum Praenatal-Muster ziehen: Das Planen des Spiels und das Sammeln der Gegenstände stellt die Phase der Vor-Empfängnis dar, in der das einströmende Leben die Einflüsse auf sich zieht, die „seiner Reinheit Farbe geben" werden. Das Bauen der Strecke entspricht der gesamten Intra-Uterin-Phase, während der diese Einflüsse sich festigen. Das Spiel der Kinder auf der Strecke stellt das Leben vom Zeitpunkt der Geburt an dar. Um diese Parallele weiterzuführen, nehmen wir an, daß vom Standpunkt des Absoluten her gesehen, der Zweck unseres Daseins hier auf Erden schon vor der Empfängnis bekannt ist. Um diesen Zweck sowohl auf der kosmischen wie auf der individuellen Ebene zu erfüllen, werden bestimmte Wesensmerkmale zusammengetragen, wenn wir inkarnieren. Dieses absolute Wissen wird jedoch dann zurückgelassen, damit wir es auf einer irdischen Ebene wiederentdecken können. Die Wesensmerkmale dienen als Mittel für diese Entdeckung. Weil wir auf der Erde sind und nicht im Absoluten, müssen wir innerhalb der Begrenzungen von Zeit lernen. Auf dieselbe Weise entdeckt das Kind, während es über das wackelige Brett balanciert, hinfällt und immer wieder von neuem beginnt, durch ständige Wiederholung, darüber hinaus erfüllt es den Zweck der Übung, nämlich sein Gleichgewicht zu finden.

Wir ziehen die Wirklichkeit an, die wir brauchen. Alles, was uns im Leben begegnet, was immer es sein mag, dient uns als Mittel, uns als Einzelwesen zu erweitern. Die Ereignisse, die wir anziehen, stehen nicht willkürlich plötzlich vor uns, sondern sie sind das, was wir, aus welchem Grund auch immer, gerade zu diesem Zeitpunkt brauchen, auch wenn wir es auf einer bewußten Ebene vielleicht nicht erkennen. Man könnte sagen, daß alle Ereignisse, denen wir begegnen, von „Verhaftungen in der Zeit" herrühren. Um diese Auffassung zu verstehen, stellen wir uns vor, daß jemand in unser Zimmer kommt und uns anschreit. Wir verspannen uns, und wann immer wir diesem Menschen wiederbegegnen, erinnern wir uns an den Vorfall und fühlen die Verspannung. Das Ereignis wurde in der Zeit eingefroren. Das gleiche geschieht auch, wenn jemand etwas Schönes zu uns sagt. Das Kompliment bleibt in uns und wird in der Zeit festgehalten, „verhaftet"; es kann wieder ins Gedächtnis gerufen werden und unsere Gefühle für die Person, die es gesagt hat, beeinflussen. Energie wird abgezweigt, die diese Vorkommnisse in uns speichert.

Und so wird durch die „Verhaftungen in der Zeit" die Grundlage für unsere gegenwärtige Wirklichkeit gelegt. Alle Hilfen und Gelegenheiten, Hindernisse und Schwierigkeiten in unserem Leben begegnen uns als Ergebnis der anfänglichen Muster, die sich bei der Empfängnis durch die sich in ihr niederschlagenden Einflüsse gebildet haben. Es hängt von unserer Geisteshaltung ab, ob uns dieser Programmierung Gelegenheiten oder Hindernisse werden. Jemand kann sich in der Mitte seines Lebens eine sehr schwere Krankheit zuziehen, deren zugrundeliegende Schwäche bereits bei der Empfängnis vorhanden war, aber erst nach all diesen Jahren hervortritt. Die Haltung des Menschen kann dieses scheinbare Unglück entweder in eine

Gelegenheit für inneres Wachstum umwandeln oder aber sie als eine Katastrophe ansehen. Im ersten Fall unterstützt sie die Genesung; im zweiten Fall kann das Leiden noch lange Zeit andauern.

Um dies besser zu verstehen, wollen wir alle Faktoren betrachten, die bei der Empfängnis gegenwärtig sind, und die darauf Einfluß nehmen, was wir werden sollen. Sie teilen sich in zwei Kategorien: Materielle Einflüsse und nicht-materielle Einflüsse. *(Siehe Abbildung 7).*

Materielle Einflüsse

Materielle Einflüsse umfassen das, was wir durch die Gene von unseren Eltern erben. Die genetische Struktur bestimmt einige unserer Merkmale, z. B. die Tatsache, daß wir Menschen sind und einer bestimmten Epoche, einer bestimmten Rasse und Familie angehören.

Seiner Inkarnation zuzustimmen bedeutet, daß wir alle Eigenschaften und Fähigkeiten annehmen, die den Menschen ausmachen im Gegensatz zu denen, die den Tier-, Pflanzen- und Mineralreichen zu eigen sind.

Die Rasse, in die wir hineingeboren werden, hat ihre eigene Kultur und ihre eigenen Traditionen. Sie hat ihre körperlichen und geistigen Merkmale, Gefühls- und Verhaltensneigungen, die jedes Mitglied beeinflussen. Diese Eigenschaften prägen uns auch auf einer spezifischeren Ebene, wenn wir das Erbgut unserer Vorfahren in Betracht ziehen, das durch unsere Eltern auf uns übertragen wird, z. B. die Augenfarbe, angeborene Krankheiten, die Prägung durch Familie und Klassenzugehörigkeit. Der körperliche, geistige und emotionale Zustand unserer Eltern zum Zeitpunkt der Empfängnis und die folgenden neun Monate hindurch wird ebenfalls eine direkte Wirkung auf uns

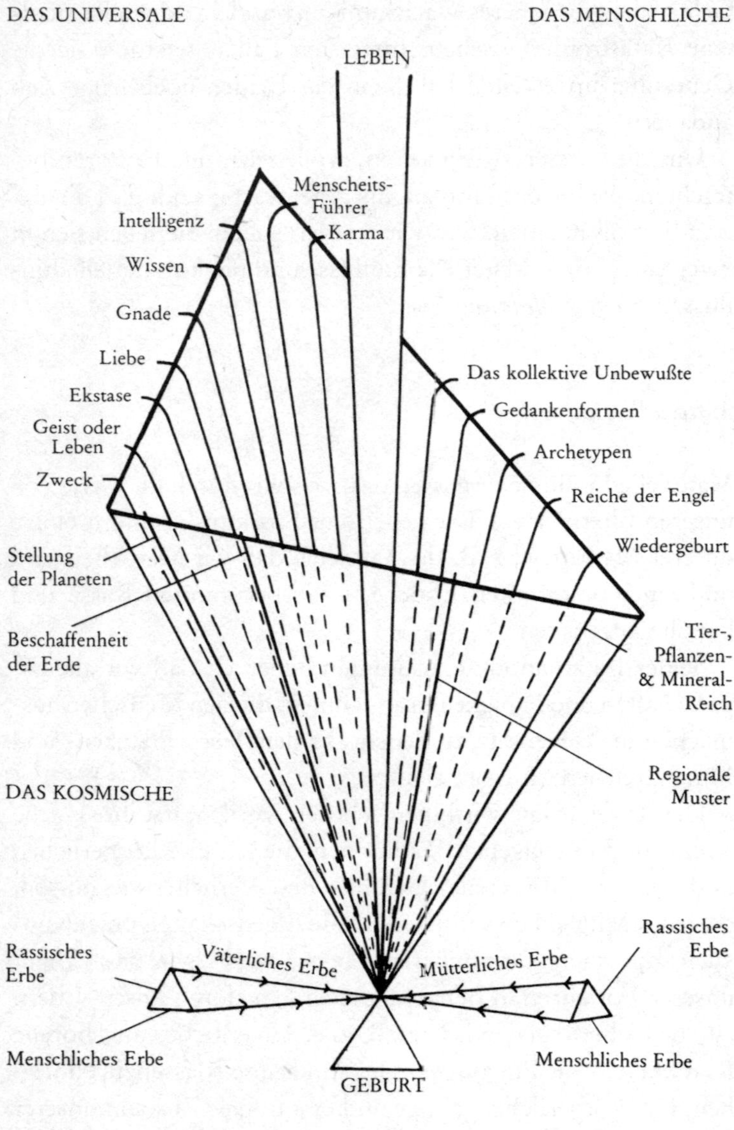

7 *Materielle und nicht-materielle Einflüsse*

ausüben. Der Zeitpunkt unserer Geburt ist von Bedeutung – es ist ein sehr großer Unterschied, 1982 oder 1902 geboren zu sein.

Die genetische Struktur unserer Eltern bringt unser körperliches Sein hervor, wobei die Gene zutreffend die Bausteine unserer Materie genannt werden. Wenn wir unser Backsteinhaus anschauen, sehen wir nicht nur die Wände und Grundmauern, sondern auch die Räume, die von den Mauern eingeschlossen werden. Diese Zwischenräume, die Zimmer und ihre Ausmaße, werden ebenfalls den Bewohner beeinflussen. Also gibt es nicht-materielle Einflüsse, die genauso gegenwärtig aber schwerer zu erklären sind als die materiellen.

Nicht-materielle Einflüsse

Es gibt drei verschiedene Arten: Einflüsse menschlicher, kosmischer und universaler Art.

Die Einflüsse menschlicher Art, die wir vorfinden, sind entweder vom Menschen erkannt oder geschaffen oder arbeiten im Geist, ohne daß wir ihrer notwendigerweise gewahr sind. Dazu gehören unter anderem die Archetypen und das Kollektive Unbewußte, die der Mensch insbesondere während des 20. Jahrhunderts studiert hat; vom Menschen geschaffene Gedankenformen, die Reiche der Engel und die Menschheitsführer, seien es Meister, Heilige oder Propheten, von denen man glaubt, daß sie den harmonischen Fortschritt der menschlichen Evolution überschauen; Karma und Wiedergeburt, die ein Ausdruck eines spirituellen Gesetzes sind.

Die Archetypen sind Urformen oder Eigenschaften, die sich im Menschen durch seine Psyche ausdrücken und die Art und Weise formen, in der sein unbewußter Geist arbeitet. Das Kollektive Unbewußte ist die Erinnerung an unseren Evolutionsprozeß, die von der ganzen Menschheit geteilt wird, und wirkt auf das Verständnis des Menschen von seiner Wirklichkeit im Hier und Jetzt.

Gedankenformen sind Schöpfungen des menschlichen Geistes über oder um ein Geschehen oder Ereignis; durch Gedankenkraft können diese Schöpfungen ein eigenes Leben annehmen und sich sogar auf Menschen auswirken, die selbst gar nicht mit diesen Ereignissen verbunden sind.

Die Reiche der Engel und die Menschheits-Führer werden als Energieformen erkannt, die von einer höheren Dimension aus wirken, als die, auf der sich der Mensch bewegt. Als solche bilden sie die Hierarchie der Weltregierung, die den Menschen inspiriert und ihm bei der Entfaltung seines Evolutionsprozesses hilft.

Karma ist ein Ausdruck des Gesetzes von Ursache und Wirkung, wonach es keinen Gedanken, keine Handlung oder kein Ereignis ohne eine darauffolgende Wirkung geben kann. Da alles im Universum Energie unterschiedlicher Intensität ist, folgt daraus, daß selbst ein Gedanke eine Welle von Energie ist, vergleichbar einem Wellenring auf einem Teich. Mit Karma ist die Auffassung verbunden, daß Energie von einem Leben zum anderen fließt, die Auffassung von Wiedergeburt und Reinkarnation. Danach beeinflußt das, was wir in einem Leben tun, die Qualität und die Ereignisse des nächsten Lebens, genauso wie das, was wir an einem Tag tun, den Verlauf des folgenden Tages beeinflußt.

Die Einflüsse kosmischer Art, die wir vorfinden, werden ebenfalls vom Menschen erkannt, aber als Kräfte, die von außen wirken und nicht unbedingt seiner Kontrolle unterliegen. Dazu gehören die Stellung der Planeten, die Beschaffenheit des Planeten Erde, regionale Muster und das Tier-, das Pflanzen- und das Mineralreich.

Es gibt den weitverbreiteten Glauben, daß die Stellung der Planeten zum Zeitpunkt unserer Geburt einen bestimmten Einfluß auf uns ausübt. Danach ist Astrologie das Studium der Himmelskarten unter diesem Aspekt. Astrologen vertreten den Standpunkt, daß uns die Stellung der Sterne zum Zeitpunkt der Geburt eine Karte der Seele bietet, und daß sie uns helfen kann, unsere Möglichkeiten zu erkennen, wenn wir sie feinfühlig benutzen. Man hat beobachtet, daß viele unserer Charakterzüge, die dem Tierkreiszeichen entsprechen, in denen die Planeten sich zum Zeitpunkt der Geburt befanden, den Charakterzügen anderer Menschen gleichen, die unter einer ähnlichen Stellung der Gestirne geboren wurden. Auf ähnliche Weise spiegeln sich die Muster der individuellen und der kollektiven Seele im Tierkreis wider. Ein Beispiel ist der Übergang vom Fische-Zeitalter zum Wassermann-Zeitalter.

Die Beschaffenheit des Planeten Erde schließt die Phasen der Umwandlung mit ein, die der Planet durch die Verschiebung seiner Pole und seiner Kontinente erfahren hat. Diese Phasen und der Einfluß von Sonne und Mond werden von uns empfunden, weil wir auf der Erde leben und weil unser Körper aus denselben Elementen gemacht ist wie unser Planet: Erde, Wasser, Feuer und Luft.

Regionale Muster stehen in Bezug zu besonderen Einflüssen, die von jedem Gebiet der Erde ausgehen. Als ein lebender Körper erfüllt die Erde verschiedene Funktionen, deshalb braucht und gebraucht sie verschiedene Energien. Die Energie in Zentralafrika bringt eine andere Art von Gewahrsein hervor als die Energie der britischen Küsten.

Die Wechselwirkung zwischen dem Tier-, Pflanzen- und Mineralreich bewirkt ein dynamisches Gleichgewicht in der Umgebung. Diesen Reichen ist ein Bewußtsein zu eigen, mit dem der Mensch Verbindung aufnehmen kann, wie z. B. mit Naturgeistern und *Devas.* Aber es ist dabei möglich, daß er sich mit ihnen überidentifiziert. Die Arbeit dieser Bereiche wirkt sich wohltuend auf den Menschen aus, z. B. in den Wäldern, die

Sauerstoff produzieren.

Die Einflüsse universaler Art, die wir vorfinden, sind jene Zustände, die der Mensch über seine normale Wirklichkeitserfahrung hinaus erleben kann. Gewöhnlich sehen wir Wirklichkeit so, wie sie sich in Materie, Zeit und Raum ausdrückt. Darüber hinaus, doch immer mit uns verbunden, finden wir Zweck, Intelligenz als die höchste Form geistiger Energie und den Zustand von Wissen – Liebe als den Zustand von Güte und Ekstase, als das reinste Gefühl – und Geist oder Leben als den Ausdruck absoluter Energie.

All diese Einflüsse sind wie Musiknoten, aber die Musik selbst, das Wesentliche, der Klang ist Leben.

Wie und warum diese Einflüsse sich auf uns auswirken, ist nicht immer leicht zu verstehen; wir müssen aus unserem gewohnten Bezugsrahmen heraustreten und von unserer normalen Auffassung von Zeit und Raum auf eine höhere Betrachtungsebene gehen. Zuerst wollen wir betrachten, wie diese Einflüsse Gestalt annehmen.

Ein Vergleich mit der Elektrizität kann hier helfen. Die Lebenskraft gleicht dem Strom in einem Generator. Damit diese elektrische Kraft als Energie verfügbar wird, muß ihre Spannung durch einen Transformator vermindert werden. Die Energie kann nur aufgrund des Widerstandes zur Wirkung kommen, den der Transformator der größeren elektrischen Spannung entgegensetzt. Genauso ist Leben bereits vor der Empfängnis vorhanden, damit es aber in uns als Materie Gestalt annehmen kann, muß die Schwingungsfrequenz seiner Energie vermindert werden. Diese Verminderung zieht dann die Einflüsse an, die den Widerstand gegenüber der stärkeren Lebensspannung darstellen.

Unsere Eigenschaften schlagen sich zum Zeitpunkt der Empfängnis in der materiellen Welt als Anlage nieder, und diese Anlage verwirklicht sich mit der Entwicklung des Embryos.

Auf der körperlichen Ebene z. B. liegt in der ersten Zelle die Anlage für die Bildung der Augen und ihrer Farbe, die Fähigkeit zu sehen und eine bestimmte Art des Sehvermögens. Später entfaltet sich die Anlage der ersten Zelle gemäß ihrer Programmierung. Etwas Ähnliches geschieht auf einer abstrakteren Ebene mit den nicht-materiellen Einflüssen. Wenn wir, nachdem wir unser Haus fertig gebaut haben, einen Riß in der Mauer entdecken, finden wir vielleicht heraus, daß er von einem Konstruktionsfehler herrührt. Es hilft nicht, den Riß einfach zuzudecken, der Fehler bleibt und im Laufe der Zeit werden andere Risse entstehen. Der ursprüngliche Fehler mag sehr klein gewesen sein, wie z. B. ein Nagel, der an der falschen Stelle eingeschlagen wurde, doch er wird auf jeder Ebene ein Chaos hervorrufen. Es hat keinen Zweck, sich mit dem Schaden zu beschäftigen, den der Nagel verursacht hat. Stattdessen müssen wir uns den Zeitpunkt ansehen, zu dem der Nagel eingeschlagen wurde, und uns fragen, warum dieser bestimmte Nagel auf diese Weise verwendet wurde.

Dies wird deutlicher, wenn wir uns vorstellen, daß wir zur Empfängnis mit einer Tasche voll gemischter Saat ankommen, die wir während der folgenden neun Monate anpflanzen. Ein Winterkohl wird nicht zur selben Zeit gepflanzt wie ein Frühlingssalat. Der konkrete Zeitpunkt, wenn die Schwingungsfrequenz der Energie gemindert wird, bestimmt den Charakter der späteren Eigenschaften und Schwierigkeiten. Die Saat wächst dann entsprechend ihrer Jahreszeit zu Pflanzen heran, von denen einige zur Reifung Jahre brauchen.

Wir wollen uns an den Vergleich mit dem Fluß und den Felsbrocken erinnern. Abbildung Nr. 8 zeigt zwei Quellflüsse, die an einem Punkt zusammentreffen. Sie stellen die Eltern dar, die sich zum Zeitpunkt der Empfängnis begegnen, und die ihr menschliches, rassisches und individuelles Erbe mitbringen. Ihr Zusammenkommen ermöglicht den nicht-materiellen Einflüssen, sich in Materie, in der ersten Zelle zu verankern. Der vereinigte Fluß schwillt allmählich zum Strom an und mündet zum Zeitpunkt der Geburt ins Meer. Die Felsbrocken in Fluß und Strom sind die „Verhaftungen in der Zeit", die unsere positiven und negativen Eigenschaften bestimmen. Wenn wir das Schaubild betrachten, können wir sehen, auf welcher Ebene und wo sie in Erscheinung treten, sind uns dabei aber dessen bewußt, daß dies nur ein intuitiver Versuch ist, einige der Einflüsse einzuordnen. Es ist eine Richtlinie, ein Vorschlag, der in keiner Weise als vollständig oder endgültig anzusehen ist. Es erlaubt Annäherung aus unterschiedlichen Blickwinkeln und kann verändert oder ergänzt werden. Wir können die Merkmale auf dem Schaubild eher als Tendenzen denn als voll entwickelte Daseinszustände begreifen.

In dem Schaubild entsprechen die Bereiche, die der Fluß von der Empfängnis bis zur Geburt durchfließt, direkt den darunter befindlichen Überschriften. Vor-Empfängnis steht jedoch nicht in Beziehung zu den zwei darüberliegenden Quellflüssen. Vor-Empfängnis können wir nur dem Bereich des Abstrakten zuordnen. Das Schaubild beschreibt die Entsprechung des Praenatal-Musters zu den Einflüssen auf den Ebenen von Körper, Geist, Gefühl und Verhalten. Es ist eine Zusammenstellung einiger Merkmale, die uns betreffen und die wir auf einer oder mehreren der oben angeführten Ebenen ausdrücken. Wieder müssen wir dabei bedenken, daß wir einen Teil und nicht das Ganze betrachten.

Wenn es für unser Leben hier auf Erden einen kosmischen und einen individuellen Zweck gibt, dann erreichen wir diesen Zweck auf die eine oder andere Weise mit den jeweiligen Wesensmerkmalen, die wir angezogen haben. Wir müssen erkennen, daß wir gewöhnlich zulassen, Spielball dieser Einflüsse zu sein; dabei liegt es bei uns, sie umzuwandeln. Wir können z. B. unter beachtlichen Streß arbeiten und einen Herzanfall erleiden, doch wenn wir gelernt hätten, unser Befinden zu erkennen, und uns entspannt hätten, wäre der Herzanfall vielleicht nicht nötig gewesen. Wenn wir die Metamorphische Methode anwenden, können wir durch die Einflüsse hindurcharbeiten, indem wir auf die Lebenskraft hinzielen, die jenseits von ihnen liegt. So erkennen wir, daß es uns möglich ist zu wählen, ob wir uns von ihnen bestimmen lassen oder nicht.

Um manche Lektionen zu lernen, braucht es ein ganzes Leben, aber man darf nicht vergessen, daß Einflüsse lediglich Erscheinungsformen von Leben sind. Hinter jedem einzelnen von ihnen gibt es Leben und die Möglichkeit für Bewegung und Wandlung. Lernen vollzieht sich in der Zeit. Wenn wir unsere Aufmerksamkeit auf den Augenblick in der Zeit richten, in dem die Einflüsse erstmalig festgelegt wurden, können wir sie mit dem Lernprozeß verknüpfen, so daß der Zweck erkannt wird und die Einflüsse unnötig werden. Durch die Metamorphische Methode vollzieht sich das Lernen außerhalb von Zeit. Es ist möglich, daß dies weder erkannt wird, noch auf einer bewußten Ebene vor sich geht.

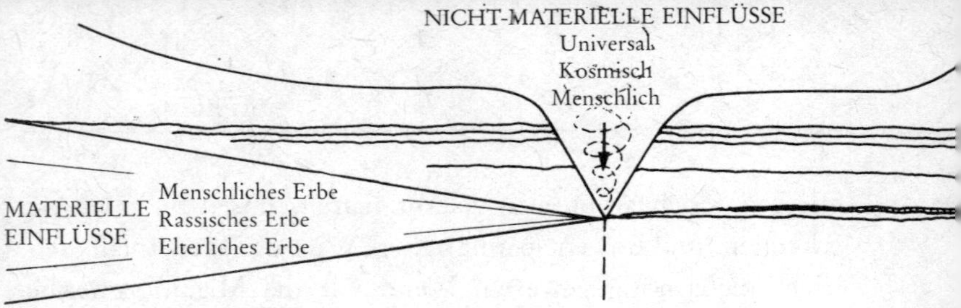

PRAENATAL-MUSTER	VOR-EMPFÄNGNIS	EMPFÄNGNIS	NACH-EMPFÄNGNIS 1.–22. Woche
KÖRPER	Kopf, Zirbel- und Hirnanhangdrüse, Blindheit, Taubheit, Migräne, Hirnschaden, Epilepsie, Schnupfen, Erkältung, Zähne, Nasennebenhöhlen, Hirnhautentzündung, Multiple Sklerose	Nacken, 1. Brustwirbel, Schilddrüse, Mandeln, Sprachfehler, Stummheit, Drüsen	Brust, 1.–10. Brustwirbel, Kyphose, Lungen, TB, Bronchitis, Husten, Herzkrankheiten, Angina, Asthma, Brustkrebs, Brustfellentzündungen, steife Schulter, Lungenentzündung
VERSTAND	Wissen, Intelligenz, Kraft, Geist, Lebenszweck, Weisheit, Wahrheit, Licht, Behinderung, Autismus, Mongolismus, Gedankenverwirrung, Kraftlosigkeit	Verstehen, Energie, Glaube, Ordnung, Bewußtsein, Unbekannte Ängste, Anormale Verrücktheit und Genialität, Lese- und Rechtschreibschwäche, Inneres Chaos, Schizophrenie, Ignoranz, Auf-Splitterung	Gewißheit, Überzeugung, Heiterheit, Versunkensein, Verpflichtung, Psychose, Nach innen gewandte Energie, die negativ wird, Selbstsucht, Mangel an Verbindlichkeit, Implosion, Depression, Introversion
GEFÜHL	Verlassenheit, Friede, Ekstase, Leidenschaft, Gnade, Ehre, Opfer, Kälte, Verlust, Isolation, Totales Chaos	Intuition, Hingabe, Eifer, Festigkeit, Traurigkeit, Zurückhaltung, Verwirrung. Angst, Orientierungslosigkeit, Rückzug, Antriebslosigkeit	Leidenschaft für das Leben, Ausstrahlung, Zärtlichkeit, Kummer, Wertlosigkeit, Frustration, Verdrossenheit, Ablehnung seiner selbst, Angst vor Zurückweisung
VERHALTEN	Mystik, Meditation, Wandlungsfähigkeit, Gefühlslosigkeit, Einsiedelei, Askese, Großartigkeit, Zwittertum, Führerschaft, Mörder, Gewalt, Despot	Moralität, Integration, Vertrauen, Gewissenhaftigkeit, Richtungssinn, Sinn für Einheit, Reinheit, Überspanntheit, Beziehungslosigkeit zum Körper, Richtungslosigkeit, Mangel an Vertrauen, Isolation, Skrupellosigkeit, Amoralität	Strenge, Angemessenheit, Spontanität, Fähigkeit zu fühlen, Aufrichtigkeit, Ewiger Jugendlicher, Ideenfülle ohne sie ausdrücken zu können, Selbstbestrafung, Masochismus

8 Schaubild der Entsprechungen des Praenatal-Musters zu den Einflüssen auf den Ebenen von Körper, Geist, Gefühl und Verhalten

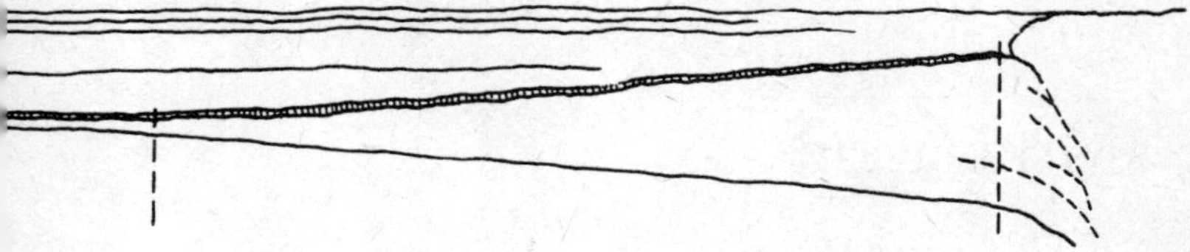

BEGINNENDE BEWEGUNG 18–22. Woche	VOR-GEBURT 18.–38. Woche	GEBURT
Solarplexus, 8.–10. Brustwirbel, Magen, Geschwüre, Gicht, Gelbsucht, Leberentzündung, Leber, Gallenblase, Gallensteine, Milz, Bauchspeicheldrüse, Diabetes	Unterleib, 10. Brustwirbel bis Steißbein, Darmstörungen, Divertikulitis, Verstopfung, Blasenentzündung, Harnblase, Nieren, Vorsteherdrüse, Unfruchtbarkeit, Wechseljahre, Blinddarm, Fortpflanzung	Geschlechtsorgane, Steißbein, Impotenz, Frigidität, Orgasmus, alle Geschlechtskrankheiten, Hämorrhoiden
Gewahrsein, Hoffnung, Bejahung, Anteilnahme, Nervenzusammenbruch, Schüchternheit, Angst vor dem Unbekannten, Angst vor der Wirklichkeit, Phantasie, Grillenhaftigkeit	Moralität, Stärke, Geduld, Verstehen, Fähigkeit, Wachstum, Unmoral, Neurose, Extraversion, Verfolgungswahn, Jenseitigkeit, Materialismus, Faulheit	Mut, Potenz, Sicherheit, Furchtlosigkeit, Vertrauen, Depression, Abwehrhaltung, Mangel an Ideenverwirklichung
Wärme, Empfindsamkeit, Weichheit, Ruhe, Ängstlichkeit, Auffassungsvermögen, Unfähigkeit Gefühle auszudrücken, Schuld, Ungeduld	Herzlichkeit, Mitleid, Ergebenheit, Großzügigkeit, Nächstenliebe, Sympathie, Hysterie, Mutlosigkeit, Ärger über andere, Kälte, Panik, Lust, Neid, Zurückweisung der anderen, Gier	Freude, Liebe, Ausdehnung, Wut, Schrecken, Angst, Gram
Ausgeglichenheit, Gewißheit, Begeisterungsfähigkeit, Mitteilungsfähigkeit, Versöhnlichkeit, Sanftheit, Wetterwendigkeit, Ungewißheit, Furcht vor Bindung, Reserviertheit, Neutralität, Zögern, Zweideutigkeit, Ausdehnungstrieb	Verantwortlichkeit, Unterstützungsbereitschaft, Freundlichkeit, Fürsorge, praktische Veranlagung, fruchtlose Beziehungen, Mißtrauen, Unverantwortlichkeit, Launenhaftigkeit, Hedonismus, Beamten-Syndrom (das Bedürfnis letztendlich Verantwortung von sich abzuwälzen), Ungeschicklichkeit, Eifersucht, Märtyrer, Sadismus, Stumpfheit, Rückschlag in Eigenschaften der Ahnen, Gewinnsucht, Verleumder	Freiheit, Lachen, Offenheit, Geerdetsein, Empfänglichkeit, extreme Faulheit oder Aktivität, Selbstschutz, Selbstbewahrung

6 Motivation

Das Werk zu tun sei dein Beruf,
Nicht kümmre dich's, ob es gelang,
Begehre nie der Taten Frucht,
Doch fröne nicht dem Müßiggang.

BHAGAVAD GITA[19]

Wir wollen uns nochmal unser Haus ansehen und uns vorstellen, daß es viele verschiedene Räume hat, deren Türen mit Aufschriften versehen sind: Körperliches Gebrechen, Geistige Behinderung, Verhaltensstörungen, Trauma, Besessenheit usw. Man kann das Haus mit einem Menschen vergleichen, der an einer oder mehreren dieser Störungen leidet. Normalerweise wird ihm von einem Arzt, Therapeuten oder Heiler geholfen, der einen dieser Räume betritt und darin einen „Frühjahrsputz" veranstaltet, indem er die Störung mehr oder weniger wirkungsvoll behandelt. Heilung irgendeiner Art geschieht in dem Raum, allerdings ist sie durch das fachliche Können des Behandlers oder durch den faktischen Anwendungsbereich der Behandlung begrenzt. Unabhängig von ihrer Form ist die Behandlung offensichtlich von großem Wert, da sie hilft, die Symptome, den Schmerz und die Heftigkeit der Krankheit zu lindern.

Als Behandler der Metamorphischen Methode arbeiten wir auf eine andere Weise. Wir gehen überhaupt nicht in das Haus hinein. Vielmehr bleiben wir an der Eingangstür und stoßen sie auf; so können wir das Haus als ein Ganzes betrachten und nicht als eine Ansammlung von Räumen; die Luft in dem Haus hat dann die Möglichkeit, sich zu erneuern und alle Räume gründlich zu durchlüften. Auf diese Weise kann die frische Luft, oder die Lebenskraft, überall im Gebäude Ausgeglichenheit und Harmonie wiederherstellen und nicht nur in einem bestimmten

Raum. Als Behandler geben wir der Lebenskraft weder eine Richtung noch zwingen wir sie, irgendetwas zu tun; wir drängen ihr keine bestimmte Art auf. Stattdessen treten wir in den Hintergrund, so daß sie genau das tun kann, was sie als notwendig erkennt.

Unser Stehenbleiben-an-der-Tür ist, mit anderen Worten, das Lockern eines Zeitgefüges. Alle Wesensmerkmale, an denen wir arbeiten, sind Verhaftungen in der Zeit. Indem wir also unsere Aufmerksamkeit auf die Zeit richten, in der sie festgelegt wurden, können sie zugleich mit all dem, was sich seither um sie herum angesammelt hat, aufgelöst werden.

Die Auflösung dieser Verhaftungen wird von der Lebenskraft des Patienten geleistet. Leben ist nicht an Zeit, Raum oder Materie gebunden, so daß die Arbeit „außerhalb von Zeit" getan werden kann, und das ist die Einzigartigkeit dieser Methode. Aus diesem Grunde ist es für den Behandler wesentlich, „nicht im Wege zu stehen". Wenn er sich in die Arbeit miteinbezieht, kann sie nicht „außerhalb von Zeit" stattfinden, sie wird dann nur zu einer weiteren Form von Therapie. Um dies zu vermeiden, ist es wichtig, die Motivation des Behandlers anzusehen.

Motiviert zu sein heißt, eine Zielrichtung zu haben oder zu bestimmen. Der Wunsch eines Therapeuten oder Heilers: zu heilen, wird die Energie des Patienten in Richtung auf Linderung seiner Leiden lenken. Dies gilt genauso für den Arzt, der Tabletten verschreibt, wie für den Heiler, der sich als „Kanal" göttlicher Energie begreift. Die Symptome werden in mehr oder weniger verfeinerter Form behandelt. Das ist ein normales und verständliches Vorgehen, denn wenn ein Patient einen Behandler aufsucht, kommt er normalerweise mit einer Absicht: Er möchte Heilung für ein körperliches Gebrechen, vielleicht hat er eine geistige Störung, oder er steht unter Anspannung. Er sucht Hilfe für seine Störung, entsprechend zielt die Behandlung auf Erleichterung, und diese kann auch erreicht werden. Die Ursache des Leidens kann ebenfalls verringert werden, aber die Verantwortung des Patienten für sein Entstehen ist noch da. Mit Ausnahme des Wunsches, daß es ihm besser gehen möge, hat er mit der Heilung sehr wenig zu tun. Er kann die Störung unbewußt auf andere Weise wieder entstehen lassen, bis die Botschaft verstanden wird, die der Körper durch die Krankheitszeichen vermittelt, und der Zweck des jeweiligen Leidens erkannt ist. Dieses Wieder-Entstehenlassen der Störung kann vorkommen, wenn die Heilung für den Patienten und nicht von ihm selbst vollzogen wird.

In der Metamorphischen Methode verfolgen wir nicht das Ziel, einzelne Störungen in den Brennpunkt zu stellen; wir richten unsere Aufmerksamkeit auf den Patienten als Ganzen. Wir sind der Symptome oder Einflüsse vielleicht gewahr, aber wir wissen, daß sie nur dazu da sind, einen Energiestau aufzudecken. Wir versuchen nicht zu entscheiden, was der Patient braucht oder wie wir ihm helfen können. Unser Verständnis seiner Störung kann nur aus unserem eigenen Geist kommen, der genauso begrenzt ist wie der seine; deshalb wird jede Hilfe, die wir jemandem vielleicht anbieten wollen, auch begrenzt sein. Wenn wir etwas tun wollen, damit es jemandem besser geht, können wir nicht umhin, bewußt oder unbewußt eine Vorstellung davon zu haben, wie es für ihn sein könnte, gesund zu sein. Damit würden wir die Bewegung des Patienten in Richtung auf gute Gesundheit auf das einengen, was wir unter guter Gesundheit verstehen.

Wenn wir motiviert sind, wenn wir bestrebt sind, den Energiefluß des Patienten zu lösen oder in eine Richtung zu lenken, wenn wir denken, wir wissen, was der Patient braucht, dann zwingen wir seine Lebenskraft in der Tat, das zu tun, was wir für ihn als richtig empfinden. Die Frage ist: Wie können wir wissen, was richtig ist? Wie können wir eine bessere Vorstellung von der Wandlung haben, die für den Patienten notwendig ist, als seine eigene Lebenskraft? Behandler und Patient sind gleichermaßen den Grenzen ihres Verständnisses unterworfen. Wie erfahren ein Behandler auch immer sein mag, er kann nie wirklich wissen, was richtig ist; nur die Lebenskraft des Patienten weiß das.

Es ist etwas schwierig, dies zu verstehen. Während einer Behandlung, gleich welcher Art, befindet sich der Patient in einer ungeschützten Lage, in der er leicht beeinflußt werden kann. Der Behandler hat gewisse Vorstellungen vom Zustand des Patienten und könnte seinen Willen geltend machen. Ein Leiden oder ein Energiestau kann geheilt werden, aber möglicherweise um den Preis, in den Lebensprozeß einzugreifen, der in seinem eigenen Zeitmaß durchaus zur Heilung fähig ist. Dieses eigene Zeitmaß ist, im Gegensatz zu einem von außen auferlegten, absolut richtig. Die Lebenskraft des Patienten kann sich sogar dem Willen des Behandlers direkt widersetzen und dadurch kann ein Stillstand oder sogar ein Schaden eintreten. Von einem anderen Standpunkt aus gesehen sind wir alle unvollkommen, bis wir den Zustand letzter Vollkommenheit erreichen. Wenn wir unsere eigenen Unzulänglichkeiten denen eines anderen hinzufügen, kann eine Heilung dabei herauskommen. Wir arbeiten damit aber nicht auf Vollkommenheit hin; andere Unvollkommenheiten werden sich offenbaren.

Aus diesem Grund bestimmten die Behandler in der Metamorphischen Methode keine Richtung. Das Leben des Patienten gehört ihm selbst, und man muß ihm den Raum zugestehen, in dem er für sich selbst volle Verantwortung übernehmen kann. Nur er kann, wenn notwendig, den Sinn und Zweck hinter seinen eigenen Energieblockaden aufdecken. Diese Verantwortlichkeit muß nicht als eine „Pflicht“ gesehen werden, sondern als eine Fähigkeit, uns uns selbst und der Welt zu stellen. Wenn wir erkennen, daß wir voll verantwortlich dafür sind, wer und was wir vom Zeitpunkt der Empfängnis an sind, und wenn unsere

Fähigkeit, uns dem zu stellen, gewachsen ist, dann rückt unsere Fähigkeit, uns selbst zu heilen, einen Schritt näher.

Der Behandler ohne Motivation ist ein Katalysator. Er wird ein um so besserer Katalysator sein, je absichtsloser er ist. Es ist dasselbe wie die Art und Weise, in der die Erde ein Katalysator für ein Samenkorn ist. Für die Erde ist es völlig belanglos, was das Samenkorn ist, oder wann die Pflanze daraus hervorgehen wird; aber sie handelt als ein Katalysator, damit dies geschehen kann. Die Samenkraft setzt die Fähigkeit der Pflanze frei, entsprechend ihrem eigenen inneren Programm zu wachsen, sich zu entwickeln und zu blühen. Das Samenkorn gebraucht die Erde in seinem eigenen Zeitmaß. Die Erde erschafft nicht die Pflanze, sie erlaubt der Samenkraft, von ihr Gebrauch zu machen. Das Wachstum des Samenkorns geschieht also aus seiner Mitte heraus, es wird nicht von der Erde bestimmt.

Wie die Erde kein Motiv hat, so hat auch der Behandler der Metamorphischen Methode kein Motiv. Er ist lediglich ein Katalysator, der nicht den Wunsch hat, dem Patienten zu helfen, ihn zu heilen oder zu beeinflussen. Die Lebenskraft des Patienten wird auf die Wandlungen hinweisen, von denen sie weiß, daß sie notwendig sind, und das sind Wandlungen, die von innen kommen. Seine Lebensenergie, seine Leidenschaft für das Leben, all das, was Menschsein ausmacht, wird dahingehend arbeiten, Wandlung herbeizuführen, um Ausgeglichenheit und Ganzheit in ihm zu gewährleisten. Wie das Samenkorn hat auch der Patient die Anlage zum Wachstum, und dieses Wachstum in ihm ist einzig, niemand anderes kennt es. Wie die Erde den Bedürfnissen des Samenkorns entgegenkommt, indem sie einfach da ist, so kommt der Behandler den Bedürfnissen der Lebenskraft des Patienten entgegen, indem er einfach da ist. Er bestimmt nichts, während er die Füße massiert. Er stellt einfach die Lebenskraft in den Brennpunkt. Leben hat eine Wachstumsrichtung, die Richtung der Ausdehnung, und ist ein unbegrenztes Potential, das nach Verwirklichung strebt. Wir können also sehen, wie wichtig es für den Behandler ist, sich über seine Motivation im Klaren zu sein.

Viele von uns verbringen ihre Zeit damit, die Ursachen ihrer Störungen mit Hilfe von Therapie, Analyse oder sogar spirituellem Heilen zu suchen. Indem wir Ursache und Wirkung auf diese Weise betrachten, versetzen wir uns selbst in eine Welt von Symptomen und Gründen – und noch mehr Gründen, in eine Welt, die sich in der Materie und innerhalb ihrer Begrenzungen bewegt. Ob wir die Ursache betrachten oder die Wirkung, wir sind gefangen in einem nie endenden Kreislauf.

Das Praenatal-Muster reicht über Ursache und Wirkung, über Materie, Zeit und Raum hinaus, bis vor die Empfängnis. Wir gehen davon aus, daß das Leben dort zum ersten Mal die verschiedenen Einflüsse an sich zieht, die sich später in der Materie niederschlagen. Diese Einflüsse lassen sich in Erscheinungen erkennen, die einen weiten Bogen umspannen: von geistiger Behinderung zu Genialität, von Gefühlstiefen zu Ekstase, von Unfallneigung zu körperlicher Gesundheit. Aber mit diesen Einflüssen, die vom Gesetz von Ursache und Wirkung bestimmt werden, beschäftigen wir uns nicht direkt; wir schauen auf den Zweck, der jenseits von ihnen liegt, und auf das Potential, das sie zu verwirklichen helfen. Es ist ein Potential zu einem Sein ohne Blockierungen, das nicht von Verhaftungen in der Zeit oder von Einflüssen aus der Vergangenheit beherrscht wird. Es ist ein Potential zu größerem Gewahrsein, zu höherer Entwicklung. Das Bewußtsein des Behandlers wirkt sozusagen als Brücke zwischen dem, was sich außerhalb von Zeit befindet: unserem Gesamtpotential und dem, was innerhalb von Zeit ist: unserem gegenwärtigen Zustand.

Ohne Motivation sein heißt, Abstand zu wahren, aber das bedeutet nicht, daß der Behandler kalt oder gleichgültig ist. Er ist der Bewegung von Energie der Krankheitszeichen, Leiden und

Störungen in den Patienten gewahr und kann voller Einfühlungsvermögen dafür sein, worunter die Patienten gerade leiden. Doch dieses Leiden ist nicht sein Hauptanliegen, vielmehr das Leben jenseits davon. Eine der Bedeutungen des Begriffs „detachment" (Abstand wahren) ist, jemanden mit einer Mission betrauen. In diesem Sinne betraut der Behandler den Patienten mit seiner eigenen Mission, da er weiß, daß die Lebenskraft des Patienten ihn richtig weisen wird.

Wie die Erde dem Samenkorn gegenüber unparteilich ist, so arbeitet der Behandler mit Unparteilichkeit gegenüber den Leiden oder Schwierigkeiten des Patienten. Unparteilichkeit meint hier eine Haltung, die keine Partei ergreift, nicht von Neigungen bestimmt ist, ohne Hang dazu, eine Sache einer anderen vorzuziehen, d. h. neutral. Jedoch ist ein Grundzug der menschlichen Natur die Eigenschaft der Sorge, die bereits vor der Geburt in uns festgelegt wird. Während der Phase der Nach-Empfängnis, unserer gestaltbildenden Zeit, haben wir zugleich mit unserer Individualität unsere Verpflichtung dem Leben gegenüber angenommen. Die treibende Kraft hinter dieser Verpflichtung ist unsere Leidenschaft für das Leben. Während der Phase der Vor-Geburt öffneten wir uns der Welt um uns herum, erforschten unsere Umgebung und bereiteten uns auf unsere zukünftigen Beziehungen mit Menschen und den Reichen der Natur vor. Die Leidenschaft für das Leben ist hier ausgedrückt als Mit-Leidenschaft, ein Gefühl von Eins-Sein mit anderen. Aus dem Bewußtsein, daß er selbst Mit-Leidenschaft ist, teilt der Behandler seine eigene Leidenschaft für das Leben mit der des Patienten.

Diese Fähigkeiten, Abstand zu wahren und mit-zu-leiden kann man bei Eltern beobachten, wenn sie ihrem Kind beim Laufenlernen zuschauen. Das Kind richtet sich auf, versucht zu laufen und fällt viele Male hin. Wenn sie immer zu Hilfe eilen, wird es nie selbständig laufen lernen. Das Kind hat die Fähigkeit zu laufen, und die Eltern wissen das; sie wissen auch, daß sie das

Kind auf seine eigene Weise lernen lassen müssen, obwohl sie sich danach sehnen zu helfen. Sie stehen daneben und wahren Abstand, während sie voller Liebe und Mit-Leiden sind. Der Impuls zu helfen ist wahr und wertvoll. Die wahre Hilfe jedoch besteht im Nicht-Handeln.

Diese Haltung des Nicht-Eingreifens ist oft verwirrend, weil jedesmal, wenn wir eine andere Person körperlich berühren, ein Energieaustausch stattfindet; dasselbe geschieht, wenn wir die Füße eines Patienten massieren. Daher läßt sich sagen, daß der Behandler gar nicht vermeiden kann, den Patienten durch körperliche Berührung direkt zu beeinflussen. Das ist sicher richtig, aber wir dürfen dabei die Geisteshaltung des Behandlers nicht vergessen. Der wichtige Unterschied ist, daß der Behandler nicht *versucht*, den Patienten zu heilen, daß er nicht magnetische Energie als Mittel zur Heilung gebraucht. Körperliche Heilung kann ein Ergebnis der Behandlung sein, wie es bei der Reflexzonenmassage möglich ist, aber dies ist nur eine wohltuende Nebenwirkung. Das eigentliche Ziel der Behandlung ist es, über alle Ebenen, einschließlich der körperlichen, hinauszugehen.

Wenn wir einen Fuß massieren, weisen wir durch die verminderte Schwingungsfrequenz der Energie auf die höchste Wirklichkeit hin, die es gibt, auf das Leben selbst. Wir arbeiten mit Zeit und Zeitlosigkeit und die Heilung geschieht, weil der Patient den Verhaftungen in der Zeit nicht länger unterliegt. Die einzige Bedingung hierfür ist die Tatsache, daß es Leben gibt. Wie tief die Verhaftungen auch immer gehen mögen, sie verändern nicht die Bedeutung dieser einen Bedingung. Wenn wir auf unser Beispiel des Hauses zurückkommen, in dessen tragenden Teilen ein Nagel falsch eingeschlagen wurde, können wir sagen, daß wir auf den Zeitpunkt weisen, zu dem der Nagel falsch eingeschlagen wurde, da hinter dem Fehler das Bild des vollkommenen Baus liegt.

Wir sind davon ausgegangen, daß es einen Plan für den Menschen, die Stoffe und Einflüsse geben muß, die bei der Erschaffung eines einmaligen Individuums zusammenfließen, damit Leben als ein menschliches Wesen in Erscheinung treten kann, durch das ein einmaliger Zweck erfüllt wird. Wären wir auf der Stufe des Plans stehengeblieben, wäre im Universum nichts gewonnen. Damit Evolution stattfindet, müssen wir zulassen, daß sich dieser Zweck durch uns in Materie darstellt. Deshalb ist es so wichtig, daß der Behandler nicht in den Prozeß eingreift. Wenn er das Leben für den Patienten handeln läßt, ist der Patient in der Lage, von dem Wissen, daß er Leben *hat*, zu der Erkenntnis zu schreiten, daß er Leben *ist.*

Es ist nicht wichtig für uns, viel über diese Methode zu wissen. Man hat bemerkt, daß es manchmal ausreichend ist, wenn ein Mensch im Raum sich ihrer höheren Tragweite bewußt ist, und da diese Bewußtseinsbrücke gegenwärtig ist, wird die Lebenskraft die Blockierungen ohne Schwierigkeiten aus dem Weg räumen. Dies ist in der Geschichte eines geistig behinderten Jugendlichen anschaulich dargestellt. Der Junge hatte einen Großteil seines Lebens am Meer verbracht und war oft barfuß an einem Kieselstrand spazierengegangen. Seine Mutter hörte von der Metamorphischen Methode und ließ sich darin unterweisen. Nachdem sie ihrem Sohn drei Monate die Füße massiert hatte, drückte sie ihr Erstaunen über die wohltuenden Wandlungen aus. „Warum", fragte sie, „konnte die Massage diesen Wandel bewirken, während das Laufen am Strand dies nicht vermocht hat, obwohl es schließlich auch eine Form von Massage war?" Der Unterschied bestand darin, daß durch das erweiterte Gewahrsein der Mutter aufgrund ihrer Ausbildung und Übung jetzt Bewußtsein einwirkte.

So müssen wir uns unsere eigene Motivation in dieser Arbeit genau anschauen. Wie weit können wir Abstand wahren? Es wird immer Situationen geben, in denen wir danach verlangen, jemandem zu helfen, wenn wir vom Mit-Leiden für ein behindertes Kind überwältigt werden, wenn wir eine Geschichte tiefen Leidens hören, die uns dazu drängt, zu heilen zu versuchen. Krankheit und Schmerz umgeben uns, und jeder mit ein bißchen Gefühl wird irgendwie helfen wollen. Aber die einzige Hilfe, die wir leisten können, ist die des Nicht-Eingreifens, wenn wir erkennen, daß die Heilung von innen heraus geschieht, daß die Lebenskraft das tun wird, was notwendig ist, selbst wenn es zu diesem Zeitpunkt nicht richtig zu sein scheint. Jeder von uns ist einzigartig, jeder von uns muß seinem eigenen Weg folgen, und unserer Lebenskraft muß der Raum gegeben werden, in dem wir dies tun können.

7 Erscheinungsformen von Wandlung

Was wir den Anfang nennen, ist oft das Ende,
Und zu beenden, heißt anzufangen.

T. S. ELIOT[20]

Wenn wir krank werden und einen Arzt oder Therapeuten aufsuchen, hoffen wir wahrscheinlich auf sofortige Ergebnisse, auf eine Wandlung, die körperlich wahrnehmbar ist (wenn die Krankheit körperlich ist), auf jemanden, der unsere Spannung löst, damit wir etwas Schlaf finden, auf jemanden, der unsere aufgewühlten Gefühle besänftigt. Aufgrund dieses „Ergebnissyndroms" suchen wir nach Hilfe von außen und wollen, daß sie sofort wirkt; wir wollen Ergebnisse. Traurigerweise haben wir im Lauf der Jahre weitgehend die Fähigkeit verloren, für unseren eigenen Gesundheitszustand verantwortlich zu sein und haben diese Verantwortung an Menschen abgegeben, die wir nicht einmal kennen. Wir sind erleichtert, wenn es funktioniert, wenn es nicht funktioniert, sind wir frustriert und gehen woanders hin. Meistens sind wir ohne Verbindung zu unserem inneren Selbst. Wir ziehen vor, so zu bleiben, anstatt diese Verbindung wiederherzustellen, und wir verhindern, daß der Zweck der Krankheit klar wird. Wir können zeitweilig geheilt sein, aber nach einer Weile wird der Energiestau – vielleicht in anderer Gestalt – wieder auftauchen.

Jeder kann jedoch eine bewußte Entscheidung treffen, sich selbst zu befreien. Jeder kann gezielt Hilfe suchen, wenn er erkannt hat, was da geschieht. Wenn wir anfangen, Verantwortung für uns selbst zu übernehmen, sehen wir Ergebnisse in einem ganz anderen Licht. Wenn Wandlungen anfangen, Gestalt anzunehmen, erkennen wir, was der KörperGeist uns sagt, verstehen wir, warum wir krank sind und warum die Energiestauungen da sind, und wir hören auf, sie zu unterdrücken – wie ein Wellenreiter auf den Wellen gleitet, anstatt gegen sie zu kämpfen. In der Metamorphischen Methode sehen wir, daß alle Formen von Un-Wohlsein einen Energiestau ans Tageslicht bringen, und daß das Un-Wohlsein aufgelöst ist, sobald der Energiefluß befreit ist. Es kann eine Zeitlang dauern, bis die Heilung offensichtlich wird; Ergebnisse mögen vielleicht nicht sofort eintreten, aber sie neigen dazu, dauerhaft zu sein.

Innere Wandlungen werden gewöhnlich als eine feine Umorientierung wahrgenommen, ein wachsendes Gespür für Sinn und Zweck, eine neue Richtung, eine Empfindung von „auf Kurs kommen", ein Gefühl für das Richtige. Ein Patient hat uns folgendes geschrieben: „Ich fühle, wie alte Verhaltensmuster abfallen. In alltäglichen Situationen, wenn ich gerade auf meine gewohnte Art und Weise reagieren will, erlebe ich, daß etwas mich stoppt. Eine Stimme in mir sagt: Halt ein, das ist das alte Verhaltensmuster, wie sieht das neue aus? Dann sehe ich, wie ich auf eine andere Art und Weise reagiere; ein neues Verhaltensmuster kommt zum Vorschein." Manchmal sind sehr eindeutige Wandlungen zu sehen oder zu fühlen, wie bei einem vierjährigen Mädchen, das nach nur wenigen Behandlungen zum ersten Mal in seinem Leben zu laufen anfing; aber oft sind die Wandlungen nicht fühlbar, die Energie bewegt sich auf einer so tiefen Ebene, daß wir ihrer nahezu nicht gewahr sind. Das ist vergleichbar mit dem Versuch, einer Pflanze beim Wachsen zuschauen zu wollen – wir wissen, daß sie wächst, aber wir können nicht wirklich sehen, wie es geschieht. Wir sind vielleicht nicht in der Lage, z. B. die Tatsache, daß wir eine neue Arbeit, ein Haus oder einen Geliebten gefunden haben, damit in Beziehung zu bringen, daß wir jede Woche unsere Füße massieren lassen. Freunde sagen, daß sie den Unterschied in uns wahrnehmen, aber uns fällt es schwer, ihnen zu glauben. Wir sind der Wandlungen nicht gewahr, weil sie von innen kommen und wir diese Wandlungen sind. Wir können sie nicht an etwas Festem messen, weil sich alles in uns ständig wandelt. Darüber hinaus verlieren wir manchmal sogar die Erinnerung daran, wie wir einmal waren, und an die Schwierigkeiten, mit denen wir gekämpft haben.

Es ist niemals möglich, die Art der Wandlung zu bestimmen, die Zeit, die sie benötigt oder wie sie geschieht. Können die Wege des Lebens jemals bestimmt werden? Der Anstoß, die Bewegung der Wandlung, kommt von der Lebenskraft, und sie wird die Umstände oder „Zu-Fälle", die man nicht erklären kann, herbeiführen, um die Bewegung auszulösen. Irgendetwas, wie z. B. eine zufällige Begegnung, ein Sturz, ein plötzliches Fieber oder ein Therapiewechsel, kann herangezogen werden, wann und wenn es gebraucht wird, um einen Zustand von Ganzheit herbeizuführen. Die Lebenskraft wird dies in Gang setzen, damit die innere Heilung geschehen kann. Ein Patient mit Rückenschmerzen hatte viele verschiedene Chiropraktiker aufgesucht, bevor er regelmäßig kam, um sich die Füße massieren zu lassen. Danach fand er einen neuen Chiropraktiker, und nach der Behandlung durch ihm war der Schmerz in seinem Rücken gelindert. Die Lebenskraft benutzte die Hilfe dieses Chiropraktikers, um die Energie wieder freizusetzen, aber der Rücken besserte sich nicht nur aufgrund der Behandlung. Er besserte sich, weil der Schmerz nicht länger notwendig war – da der Patient sich die Füße hatte massieren lassen, hatte die Lebenskraft begonnen, den Lern- und Heilungsprozeß anzuregen.

Obwohl weitreichende Wandlungen eintreten können, haben wir beobachtet, daß der Patient zu keiner Zeit außerstande ist, mit diesen Wandlungen umzugehen; ein Zustand der Ausgewogenheit bleibt immer bestehen. Die Lebenskraft steuert die innere Bewegung und gibt die Gewißheit, daß nichts Nachteiliges geschieht. Natürlich können wir nicht genau sagen, was die Lebenskraft tun oder nicht tun wird, aber die Mechanismen, die am Werk sind, scheinen selbst dann ein Gleichgewicht aufrecht zu erhalten, wenn tief verborgene Muster an die Oberfläche gelangen und aufgelöst werden. Ein Empfinden von innerer Gewißheit und Festigkeit bildet den Hintergrund der Wandlungsbewegung.

Dies trifft dann zu, wenn das Gesetz von Heilung oder Regression zur Wirkung kommt: daß es uns scheinbar schlechter geht oder wir sorgar vergangene Krankheiten oder Störungen wiedererleben. Dadurch, daß wir in der Metamorphischen Methode daran arbeiten, ein Zeitgefüge aufzulockern, wird die Vergangenheit in den Brennpunkt gerückt und die Verhaftungen in der Zeit lösen sich. Es ist jedoch nicht immer notwendig, daß die Vergangenheit voll ins Bewußtsein rückt, weil das Lösen im Bereich des Abstrakten geschieht. Es ist vielmehr die Energie, mit der wir umgehen, die durch die Ereignisse der Vergangenheit abgelenkt wurde, als die Ereignisse an sich. Es kann sein, daß wir diese Ereignisse tatsächlich wiedererleben, aber sie werden mit größerer oder geringerer Heftigkeit in wesentlich kürzerer Zeit ablaufen. Es ist die Lebenskraft, die die Regression bewirkt, und wie schwierig die Wandlungen auch sein mögen, sie geschehen immer zur rechten Zeit und mit ausreichender Energie.

Ein Beispiel für diese Regression ist es, wenn Kinder, obwohl sie 5 oder 6 Jahre alt sind, auf die Entwicklungsstufe von 3–4 Monaten zurückfallen. Wenn dies geschieht, sollten die Eltern darauf entsprechend reagieren. Ein Kind, das ein paar Monate alt ist, braucht eine Menge an liebevoller, körperlicher Berührung, und wenn die Eltern verstehen und reagieren, als wäre es tatsächlich ein Säugling, wird es die Sicherheit fühlen, die es braucht, und es wird sich wieder weiterentwickeln können.

Wenn wir uns wandeln, wandelt sich unsere Umgebung, und

das beeinflußt die Menschen um uns herum. Das ist deutlich am Fall von Mary zu sehen, einer Frau Anfang vierzig, die viele Jahre unter schweren Depressionen gelitten hatte. Sie war von ihrem Mann getrennt, hatte drei Kinder und lebte mit einer Freundin zusammen, die sich mit zwei Kindern in einer ähnlichen Lage befand. Mary war an dem Punkt angelangt, daß sie zu einem Psychiater überwiesen wurde, weil sie sich vollkommen absonderte und Platzangst bekam. Sie fing an, sich Metamorphische Massagen geben zu lassen, und nach einigen Monaten wurde sie sich darüber klar, was sie wirklich tun wollte: sich ins Bett legen, aller Pflichten entledigt sein und Zeit nur für sich allein haben. Nach ihren eigenen Worten war es das Schwierigste, was sie je getan hatte. Wegen ihrer Verantwortlichkeiten gab es in ihr dagegen furchtbare Widerstände, aber zu ihrer Überraschung scharte sich der ganze Haushalt um sie und unterstützte sie. Schließlich verbrachte sie fünf Wochen im Bett und wie ein Baby weinte sie viel oder lag nur da und tat nichts. Lebhafte Träume folgten, die meistens auf die Schwierigkeit in ihr hinwiesen, ihre eigene Identität zu finden, besonders als Frau. Während der Zeit, die sie im Bett verbrachte, ließ sie sich weiterhin regelmäßig die Füße massieren. Als sie schließlich wieder aufstand, fühlte sie sich wie neu und gelöst. Sie fing an zu malen und nahm eine Stellung als Krankengymnastische Hilfe auf einer psychiatrischen Station an. Sie hatte eine Zeit der „Rückkehr in einen Zustand des Nicht-Kämpfens, einer Einkehr in das Wissen des Selbst“ erlebt.

Marys Geschichte zeigte eine Rückwärtsbewegung, die geschieht, um eine Vorwärtsbewegung zu ermöglichen, aber sie zeigt auch, wie ihre Umgebung sich allmählich an die Wandlungen anpaßte, die mit ihr vorgingen. Dadurch, daß Mary Verantwortung auf sich nahm, folgten andere ihr darin und entdeckten dabei neue Bereiche in sich selbst.

Wandlung ist nicht so einfach. Indem wir unsere alten Muster, unsere Ängste und Minderwertigkeitsgefühle loslassen, öffnen wir den Weg, um uns – vorwärts und aufwärts – auf neue Muster, neues Verstehen und auf Ausdehnung hinzubewegen. Aber es kann einen ungeheuren Widerstand dagegen geben, loszulassen. Erinnerungen aus der Vergangenheit halten uns ebensosehr zurück, wie Angst vor der Zukunft. Jemand, der viele Jahre lang an einer akuten Behinderung gelitten hat, wird sich daran gewöhnt haben, es ist für ihn ein normaler Zustand geworden; unbewußt kann das Gefühl von Angst vor dem Freisein vorherrschen. Es kommt auch vor, daß jemand, der sich in Metamorphische Behandlung begibt und sich allmählich wandelt, die Behandlung plötzlich eine Zeitlang unterbricht. Dies kann von einer tiefverwurzelten, unbewußten Angst herrühren, sich zu verändern, Kontrolle zu verlieren, Vertrautes loszulassen und Neuland betreten zu müssen.

Es gibt auch Zeiten, in denen jemand, bewußt oder nicht, sich tatsächlich selbst daran zu hindern scheint, zuzulassen, daß irgendetwas geschieht. Wenn dies eintritt, können sich die Füße, die massiert werden, wie schwere und leblose Auswüchse anfühlen, die nicht zum übrigen Körper gehören. Es ist eine paradoxe Situation, als ob die Tür zur Lebenskraft des Patienten geöffnet und dann wieder zugeschlagen wurde. Trotzdem zeigt die Tatsache, daß er zur Behandlung gekommen ist, ein ausgeprägtes Verlangen nach Wandlung.

Mit Hilfe dieser Massage heilt die Lebenskraft aus unserem Innern heraus, daher kann jede Form von Krankheit als „heilbar" angesehen werden. Manchmal mag sich ein ernster Krankheitszustand nicht unmittelbar verändern, doch die Geisteshaltung, die dem Zustand zugrunde liegt, kann sich wandeln, und dies kann sich körperlich auswirken. Aus Erfahrung wissen wir, daß Geistige Behinderung und Hirnschäden sich beachtlich wandeln, insbesondere bei Kindern, da ihre Muster noch nicht so festgelegt sind wie die der Erwachsenen. Kinder sind freier;

für sie ist es leichter sich zu wandeln.

Behandler, die mit mongoloiden und autistischen Patienten arbeiten, berichten, wie sie bemerken, daß zuerst ein Glanz in die Augen der Kinder kommt, dem ein größeres Gewahrsein und gesteigerte Beweglichkeit folgen. Man könnte annehmen, daß der mongoloide Krankheitszustand eines Kindes Ausdruck seiner Ungeduld ist, in die körperliche Welt einzutreten, und daß es sich aus der Krankheit herausarbeitet, indem es die versäumten Entwicklungsschritte nachholt. Umgekehrt scheint der autistische Zustand eines Kindes Ausdruck seines Widerstrebens zu sein, in Materie einzutreten, und der Wandel wird bewirkt, indem es sich mehr auf die Wirklichkeit bezieht.

Nachdem wir eine Metamorphische Massage erhalten haben, fühlen wir oft Energie fließen, spüren wir eine neue Schwingung innerhalb des KörperGeistes. In uns tut sich sozusagen eine Landschaft auf. Wenn wir loslassen, gewinnen wir bei weitem mehr als wir verlieren. Wie Mary einmal sagte: „Ich fühlte, daß mein Gewahrsein ausgedehnt wurde, ich fühle mich verrückt und entzückt zugleich." Wir können aber auch ein Gefühl der Verwirrung erfahren, wenn die Energie sich verlagert und anfängt, eine neue Ausdrucksform zu finden. Es kann ein bis zwei Tage dauern, bis es wieder abklingt. Nach einem Frühjahrsputz in einem Raum, der vierzig Jahre lang unverändert war, müssen wir uns in unserer neuen Umgebung neu zurechtzufinden. Einige Gegenstände wurden umgestellt und andere herausgenommen. Es dauert eine Weile, bis man sich wieder zu Hause fühlt. Wenn wir die Möbel zu oft umstellen, ist es uns nicht möglich, in dem Raum zu wohnen und ihn zu würdigen. Dieses Bedürfnis nach Zeit, um sich wieder zurechtzufinden, ist der Hauptgrund dafür, daß wir Erwachsene nur einmal wöchentlich eine Stunde behandeln. Mehr als das kann zu Verwirrung führen. Der Patient benutzt die Zeit zwischen den Massagen, um sich wieder zurechtzufinden und sich auf die neue innere Umgebung einzustellen.

Zeit ist ein unbestimmbarer Begriff. Die Metamorphische Methode arbeitet „außerhalb von Zeit“, obwohl die Energie in der Zeit freigesetzt wird. Die Lebenskraft des Patienten kann Wochen oder Monate brauchen, um eine Umwandlung hervorzubringen. Deshalb kann man auf die Frage, wie lange es dauert, bis Wandlung eintritt, keine Antwort geben. Indem wir Verantwortung für unsere eigene Heilung übernehmen, verfügt unsere Lebenskraft über den Raum und die Zeit, in denen sie sich bewegen kann.

8 Patienten und Behandler

Eure Kinder sind nicht eure Kinder.
Es sind die Söhne und Töchter von des Lebens Verlangen nach sich selbst.

KAHLIL GIBRAN[21]

Das Wort „Patient“ bedeutet „einer, der leidet“. Wir leiden unter den Einschränkungen, die sich daraus ergeben, daß wir mit begrenztem Geist, begrenzter Kraft und begrenztem Bewußtsein in die Materie eingetreten sind. In diesem Sinne sind wir alle Patienten. Wir können die Metamorphische Methode erlernen und füreinander sowohl Patienten als auch Behandler sein, selbst wenn wir sehr wenig über die Grundlagen wissen, auf denen diese Arbeit beruht. Am besten erlernen wir die Massage, wenn wir sie sowohl geben als auch erhalten. Die praktische Anwendung spricht lauter und klarer, als dieses Buch es jemals vermag.

In der Einfachheit dieser Methode, die im folgenden Kapitel dargestellt wird, liegt ihre Schönheit. Es gibt nichts Geheimnisvolles daran, es bedarf keiner jahrelangen Ausbildung und keiner Prüfung, um sich darin zu qualifizieren. Das einzige, was wir tun, ist, die Lebenskraft in den Brennpunkt zu rücken, indem wir die Füße als Träger eines Zeitgefüges in der Materie benutzen. Die eigene innere Heilkraft des Patienten übernimmt die Führung und wirkt ohne Einmischung von außen. Ein einfacher aber dynamischer Vorgang.

Sich gegenseitig zu massieren, hat sich im Rahmen einer Familie als besonders wichtig erwiesen, weil sich ihre Mitglieder dadurch miteinander wandeln. Wenn ein Familienmitglied behandelt wird, können die Muster und charakteristischen Eigenschaften der Familie als einer lebendigen Einheit an die Oberfläche gelangen. Die Familienmitglieder spiegeln sich gegenseitig wider; wenn sich also ein Mitglied wandelt, werden reihum alle anderen davon betroffen. Wenn es jedoch innerhalb der Familie Widerstand gegen diese Wandlungsbewegung gibt, dann wird die Arbeit der Umwandlung schwieriger, und es kann sogar zum Abbruch der Massage kommen. Aus diesem Grunde ist es notwendig, daß die ganze Familie am körperlichen Geben und Nehmen der Behandlung beteiligt ist. Aus Erfahrung wissen wir, daß die Familie als Ganzes in Bewegung kommen und wachsen kann, wenn sie sich völlig darauf einläßt.

Immer wieder haben wir beobachtet, daß Eltern die besten Behandler für ihre Kinder sind, und umgekehrt. Das mag befremdlich erscheinen, da es für Eltern das Schwierigste sein kann, den nötigen Abstand zu wahren, insbesondere dann, wenn ihr Kind auf irgendeine Weise behindert ist. Sie haben natürlich ein Verlangen danach, daß sich etwas wandelt; aber da Eltern genetisch so eng mit ihren Kindern verbunden sind, besitzen sie ein intuitives Wissen vom genetischen Muster des Kindes, und wenn sie seine Füße berühren, verbinden sie sich im wahrsten Sinne des Wortes mit ihren eigenen Bausteinen. Ihre Finger werden durch das Wissen geführt, das ihnen aus ihren eigenen Zellen zufließt; dasselbe gilt für Kinder, die an den Füßen ihrer Eltern arbeiten. Wir müssen annehmen, daß es außer den genetischen auch andere tiefe Verbindungen gibt, denn dieselbe Reaktionsweise kommt zwischen Eltern und ihren Adoptivkindern vor und ebenso zwischen Partner, die in enger Beziehung zueinander stehen. Bei Kindern, insbesondere bei geistig behinderten, die metamorphisch behandelt werden, zeigt sich oft dann ein großer Entwicklungssprung, wenn der Vater anfängt, sich ebenfalls die Füße massieren zu lassen. Das gleiche geschieht, wenn der Vater anfängt, die Füße seines Kindes zu behandeln. Warum das so ist, können wir nicht sagen. Wir können nur vermuten, daß die stärkere Hinwendung des Vaters zu seiner Familie der Grund ist; oder die Entsprechung zwischen dem Vater-Prinzip und dem Zeitpunkt der Empfängnis, wenn solche Zustände, wie z. B. geistige Behinderung, festgelegt werden.

Die Mutter eines mongoloiden Säuglings hörte von der Metamorphischen Methode, kam zu uns, um sie zu erlernen, und zeigte ihrem Mann, wie man die Massage gibt. Sie machten es sich zur ständigen Aufgabe, mit ihrem Kind jeden Tag zehn Minuten zu arbeiten; während die Mutter das Kind fütterte, massierte ihm der Vater die Füße. Sie hatten sich entschieden, kein weiteres Kind mehr zu bekommen aus Furcht davor, daß es auch behindert sein könnte. Nach einem Jahr Behandlung hatten sie jedoch Vertrauen gewonnen, die Mittel zu besitzen, um eine solche Situation umkehren zu können, selbst wenn das zweite Kind auch geistig behindert sein sollte. Das kleine Mädchen hat sich jetzt soweit entwickelt, daß sie mittlerweile zur Grundschule geht, und die Eltern haben ein weiteres Kind bekommen.

Es geschieht oft, daß Eltern es vorziehen, die Verantwortung für ihr Kind an einen Behandler abzugeben. Obwohl darauf hingewiesen wird, daß die Wandlungsbewegung größer wäre, wenn sie selbst auch die Massage erhielten, behaupten sie, daß mit ihnen alles in Ordnung sei, und äußern starken Widerstand dagegen, behandelt zu werden oder sich gegenseitig zu behandeln. Wie wir bereits gesehen haben, spiegeln sich Eltern und Kinder gegenseitig wider. Wenn ein Kind sich wandelt, in seiner Familie dagegen jedoch Widerstand besteht, wird es in einen inneren Spannungszustand geraten, weil seine Umgebung ihm nicht länger widerspiegelt, wer es ist. Seine Lebenskraft kann dann eine neue Situation erschaffen, in der es eine Zeitlang von der Familie getrennt wird. Vielleicht erhält das Kind eine Einladung, ein paar Wochen Ferien zu machen; vielleicht bekommt es einen plötzlichen Fieberanfall, den die Ärzte nicht erklären können, und wird zur Beobachtung in ein Krankenhaus eingeliefert. Dieser Zeitraum gibt dem Kind die Gelegenheit, wieder Kraft und Unabhängigkeit zu erlangen, und auf diese Weise seine eigene Richtung zu finden. Die Eltern sind in der Lage, sich auszuruhen und sich selbst wieder zu orientieren, so daß das Kind in ein neugefundenes Gleichgewicht innerhalb der Familie zurückkehrt. Dies ist ein Beispiel dafür, wie wesentlich es ist, daß die ganze Familie sich in die Behandlung miteinbezieht.

Wenn eine Familie mit dieser Arbeit zum ersten Mal in Berührung kommt, ist oft eine große Begeisterung und der Wunsch vorhanden, sofort damit anzufangen. Dann, nach einer Weile, nimmt das Interesse der Eltern ab, obwohl, insbesondere beim Kind, eine Wandlung geschieht, und schließlich werden die Behandlungen abgebrochen. Es werden viele Entschuldigungen vorgebracht, wie z. B. Zeitmangel oder Unwissenheit, wie die Massage richtig anzuwenden ist. In Wirklichkeit handelt es sich um Widerstand gegenüber Wandlung. Es gab den traurigen Fall eines vierjährigen Jungen, der aufgrund seelischer Störungen nicht sprechen wollte, obwohl er körperlich dazu in der Lage war. Nach fünf Behandlungen sagte der Junge zum Behandler „danke schön“, und fing wieder an zu sprechen. Dann beschloß seine Mutter unerwarteter Weise, die Behandlungen abzubrechen. Es war klar, daß sie Widerstände gegen die Wandlung in ihrem Kind und gegen jegliche sich daraus ergebende Wandlungen in ihr selbst. Sie nahm es außerdem übel, daß es der Behandler war, dem ihr Kind sich zuwandte, aber dennoch wollte sie die Massage nicht selbst geben.

Eine derartige Situation ist überhaupt nicht ungewöhnlich. Eltern passen sich gewöhnlich der Behinderung ihres Kindes an und stellen ihr Leben darauf ein. Sie sind nicht in der Lage, mit irgendeiner Wandlung in sich selbst fertigzuwerden, die ihr Kind durch seine Wandlung nun von ihnen fordert. Daher ist es ratsam, zuerst die Eltern zu massieren, wenn sie ihr Kind zu einem Behandler bringen, und sie dann zu ermutigen, mit ihrem Kind zu arbeiten. In den meisten Therapien sollen die Eltern nicht mit einbezogen werden, weil man sie als Teil des Problems betrachtet, aber bei uns werden sie gebeten, sich einzubeziehen, gerade weil sie Teil der Lösung des Problems sein können. Das Kind ist zu seinen Eltern hingezogen worden, da sie ihm die ideale Umgebung für sein Wachstum und Lernen bieten, und weil die ganze Familie etwas voneinander zu lernen hat.

Ein Elternpaar brachte mit einigem Widerstreben – aus Furcht, ihre Hoffnungen könnten unbegründet sein – ihre epileptische Tochter zu einem Behandler, und sie waren überrascht, daß zuerst sie die Massage erhalten sollten. Der Vater lehnte ab, aber als er sah, wie sehr sich seine Frau nach zehn Minuten entspannte, gab er nach. Dann zeigte man ihnen, wie sie ihr Kind massieren können, und der Vater begriff allmählich, wie wichtig es ist, daß er sich selbst miteinbezieht. Da der Behandler keine Heilung versprach, begriffen sie, daß es die eigene Lebenskraft ihrer Tochter sei, die Wandlungen in ihr herbeiführen würde. Sie lernten, wie wesentlich es für sie war, sowohl das Kind als auch sich gegenseitig zu massieren. Als sie gingen, äußerte die Mutter, daß, wenn sonst nichts, ihnen zumindest gezeigt worden wäre, daß es etwas Positives gab, was sie anstelle ihrer Hilflosigkeit tun konnten.

Bei Leiden wie Geistige Behinderung haben die Eltern oft große Schuldgefühle; einige Eltern glauben, daß die Krankheit ihres Kindes „von Gott gegeben" sei, und daß sie kein Recht hätten einzugreifen. Aber solange in dem Kind Leben ist, gibt es die Möglichkeit der Wandlung. Es besitzt die Anlage zu vollkommener Gesundheit. Darum sollten die Eltern sich nicht so fühlen, als müßten sie die Situation akzeptieren, und als dürften sie nicht versuchen, Katalysatoren zu sein, so daß die Situation durch die Lebenskraft ihres Kindes korrigiert werden kann. Daß in einer Familie ein Kind rezessive Erbfaktoren hat und die anderen Kinder nicht, ist Teil des Gesetzes, nach dem jeder Mensch seine eigene Wirklichkeit „auswählt" und an sich zieht, in diesem Fall Geistige Behinderung. Es kann nicht als „Fehler" der Eltern oder als „Gottes Wunsch" angesehen werden. Verantwortung für uns selbst zu übernehmen, ist eines der Vorrechte des Menschen. Was die Eltern also tun können, ist, dem Kind durch Massage zu helfen, der Erkenntnis näher zu kommen, welcher Sinn und Zweck hinter seiner Behinderung liegt.

Leben beginnt mit der Empfängnis, und daher ist es möglich, eine Schwangere sowohl für ihr eigenes Wohlergehen als auch für das des Embryos zu behandeln. Der Embryo wird durch die Massage der Mutter angesprochen. Dies ermöglicht ihm, von den Einflüssen frei zu sein, die während der Empfängnis auf ihn einstürzen, bevor sie sich konkret ausbilden, und wird ihm Vertrauen geben, in die Welt einzutreten. Er wird sich leichter durch die Vorgänge der Geburt bewegen. Es scheint, daß eine schwierige Geburt oft eher durch ein Widerstreben im Kind gegen das Geborenwerden verursacht wird, als durch eine Schwäche in der Mutter. Man nimmt an, daß der Embryo die Mutter während der Schwangerschaft auf jeder Ebene beeinflußt, deshalb können für die Schwangerschaft typische Erscheinungen wie heftige Begierden und Depressionen gemildert werden, wenn sich die Mutter regelmäßig die Füße massieren läßt. Durch die Massage wird sie erleben, wie sie von ihren Schwierigkeiten – einschließlich der Angst vor dem Gebären – zunehmend befreit wird.

Während der Wehen kann die Massage eine enorme Hilfe bedeuten. Häufig können unerwartete Spannungen und Panik, Gefühle der Unzulänglichkeit und Widerstreben dagegen, durch die Geburt hindurchzugehen, auftreten. Die Massage kann diese Spannungen lösen, aber die Mutter muß äußern, wo sie sie haben will – an den Füßen, an den Händen oder am Kopf

– weil das Kind bei der Entbindung die Funktion eines ihrer Zentren, das der Bewegung, des Handelns oder des Denkens, abklemmen kann. Nur fünf Minuten werden schon helfen. Die Mutter wird es als die größte Wohltat empfinden, wenn die Massage vom Vater gegeben wird.

Man kann ein Kind sofort nach der Entbindung ohne Risiko massieren. Die Muster, die sich während der Intra-Uterin-Phase gebildet haben, werden dabei aufgelöst, bevor sie sich verfestigen. Diese Freisetzung von Energie wird dem Kind helfen, ausgeglichen und uneingeschränkt zu wachsen. Es kann sein ganzes Leben hindurch eine größere Beweglichkeit, mehr Gewahrsein und Offenheit für Wandlung aufweisen. Die Massage lockert die Muster aus der Vergangenheit und öffnet den Weg in die Zukunft, und natürlich wird dies um so leichter geschehen, je jünger ein Kind ist.

Immer wieder wird die Frage gestellt: Kann man sich selbst behandeln? Ja, das ist möglich und ist sicherlich ratsam, wenn es sonst niemanden gibt, der es tun kann. Aber wenn man sich selbst eine Massage gibt, ist es möglich, sozusagen einen „geschlossenen Schaltkreis" zu schaffen, in dem gestaute Energien zurückgehalten werden. Man kann sich leicht mit seiner eigenen Krankheitszeichen identifizieren, da die Finger mit großer Genauigkeit Spannungspunkte an den Füßen finden, und jede derartige Selbst-Identifikation macht es schwierig, Abstand zu wahren. Es kann hilfreich sein, einen Vibrator zu benutzen, da dieses mechanische Hilfsmittel sich nicht, wie man selbst, identifiziert. Aber obwohl der Vibrator die Rolle einer dritten Kraft einnimmt, ist er trotzdem nicht unparteiisch gegenüber den gestauten Energien. Manchmal wird er an einem Punkt verharren oder heißlaufen, weil ihn die Energiekonzentration beeinträchtigt. Um diese Schwierigkeiten zu überwinden, oder wenn du keinen Vibrator hast, um aus dem geschlossenen Schaltkreis auszubrechen, kannst du dir einen Lichtball in deinem Inneren vorstellen, der nach außen strahlt. Schicke die Energie auf den Strahlen des Lichtes hinaus in den Kosmos.

Das Prinzip des geschlossenen Schaltkreises kann auch für eine Familie gelten; die freigesetzten Energien können noch eine Zeitlang innerhalb dieser lebendigen Einheit verharren. Daher ist es am besten, wenn ein Familienangehöriger von Zeit zu Zeit eine Behandlung durch einen außenstehenden Behandler erhält und so der Schaltkreis durchbrochen wird. Wenn jemand bemerkt, daß die ganze Familie – oder einer von ihnen – motiviert ist und versuchen will, Resultate zu erzielen oder um jeden Preis Wandlungen herbeizuführen, dann ist es wichtig, vorzuschlagen, daß ein Behandler eine Zeitlang mit der Familie arbeitet, damit das Gleichgewicht aufrechterhalten werden kann.

9 Die praktische Anwendung

Der Druck der Hände bringt
die Quellen des Lebens zum Fließen.
TOKUJIRO NANIKOSHI[22]

Seit Erscheinen des *homo erectus* auf der Erde bis hin zum Menschen als zivilisiertes Wesen kann seine Reise geschichtlich verfolgt werden. Diese Entwicklung war möglich aufgrund seiner Fähigkeit, sich zu wandeln, da Bewegung der grundlegende Faktor in der Evolution des Universums ist. Das Denken, so wie wir Menschen diese Funktion ausüben, ist genauso wie die Fähigkeit, Dinge zu erschaffen, eine ziemlich neue Eigenschaft. Der Mensch sehnt sich nach etwas, das über seine gedanklichen und schöpferischen Kräfte hinausgeht. Dieses Sehnen regt seinen Verstand dazu an, nach dem universalen Geist zu streben und treibt ihn auf die höheren Ebenen von Wissen.

Deshalb arbeiten wir in der Metamorphischen Methode hauptsächlich an den Füßen, weil sie dieser wesentlichen Eigenschaft von Bewegung entsprechen. Wir bewegen uns in der Welt mit unseren Füßen vorwärts, und an ihnen beginnen wir die Behandlung, danach gehen wir zu den Händen und zum Kopf über.

Die Behandlung

Du kannst überall und zu jeder Tageszeit behandeln. Es bedarf keiner besonderen Voraussetzungen. Der Patient kann dabei fernsehen, ein Buch lesen oder einfach nichts tun. Du kannst jemandes Füße behandeln, der im Bett liegt, und wenn er dabei einschläft, dann machst du einfach weiter, bis die Behandlung abgeschlossen ist. Einige Menschen reden gern dabei, andere entspannen sich; das alles spielt keine Rolle. Aber wenn du mit einem Patienten sprichst, achte darauf, daß du dich nicht aufs Diagnostizieren einläßt, laß deine Hände einfach mit der Massage weitermachen, während du Abstand bewahrst. Der Zustand des Patienten ist für die Behandlung ohne Belang.

Jeder kann jeden massieren. Ein Kind kann seine Eltern behandeln, eine Großmutter ihren Enkel, man kann mit seinen Freunden arbeiten und mit völlig Fremden. Ein geistig behindertes Kind kann dir genauso die Füße reiben wie du ihm. Es ist das Leben und das intuitive Wissen in jedem Menschen, die dabei am Werke sind.

Die Füße

Zunächst einmal setze dich im rechten Winkel zu deinem Patienten und lege seinen rechten Fuß bequem in deinen Schoß. *(Siehe Abb. 9).* Du kannst ein kleines Tuch unter seinen Fuß legen. Der Behandler sitzt in dieser Position, um seine Einstellung deutlich werden zu lassen, daß er dem Patienten „nicht im

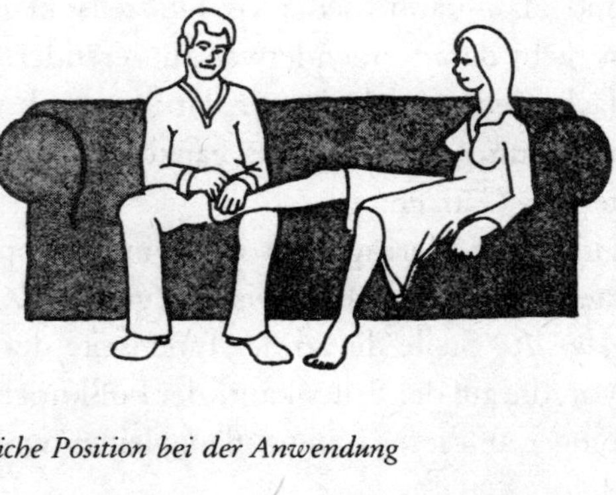

9 *Eine mögliche Position bei der Anwendung*

Wege ist“. Ihm gegenüber zu sitzen, würde es schwer machen, sich nicht zu identifizieren. Im Grunde spielt es keine Rolle, wo und wie Behandler und Patient sitzen, solange sie sich im rechten Winkel zueinander befinden; und es spielt auch keine Rolle, ob der Fuß dabei auf deinem Schoß liegt oder nicht.

Halte deine Hände eine Weile über den Fuß, bevor du ihn ergreifst; auf diese Weise gibst du dir selbst die Zeit, in deine Mitte zu kommen und die Gedanken des Tages hinter dir zu lassen. Gib auch dem Patienten Zeit, sich auf deine Gegenwart einzustellen. Es ist ein Moment der Sammlung.

Dann nimm den Fuß fest in beide Hände und mache dich mit ihm vertraut. Laß deine Hände einige Minuten frei über Fuß und Knöchel gleiten. Eine feste Berührung läßt jedes Kitzelgefühl, das nur oberflächliche Spannung bedeutet, verschwinden. Du arbeitest nicht nur mit dem Fuß, sondern mit dem ganzen Menschen, also laß es zu, daß dein Bewußtsein Informationen über den Zustand des Fußes, das harte und weiche Gewebe und die Flüssigkeiten erhält. Sie sind ein umfassendes Abbild dieses Menschen. Achte darauf, ob der Fuß kalt ist, feucht oder trokken, fleischig oder knochig, biegsam oder starr. Fühle, ob die Haut weich oder rauh ist; sieh nach, ob es irgendwo Hornhaut gibt und wo sie sich gebildet hat. Ertaste die verschiedenen Knochen am ganzen Fuß. Nimm dies alles wahr, nimm es zur Kenntnis, und laß es dann wieder los. Du stellst keine Diagnose oder denkst nicht daran, irgendetwas zu verändern. Du beobachtest einfach, denkst nicht länger darüber nach und machst weiter. Durch sanftes Massieren des ganzen Fußes bestätigst du den Patienten als Ganzen.

Nun beginne die Massage mit den Fingerkuppen auf den Reflexpunkten der Wirbelsäule zwischen großem Zeh und Ferse. *(Siehe Abb. 10)* Stelle dir an der Innenseite des Fußes eine Mittellinie vor, die auf der Seitenkante der Fußknochen verläuft. Laß deine Finger an dieser Linie entlanggleiten, wohin sie wol-

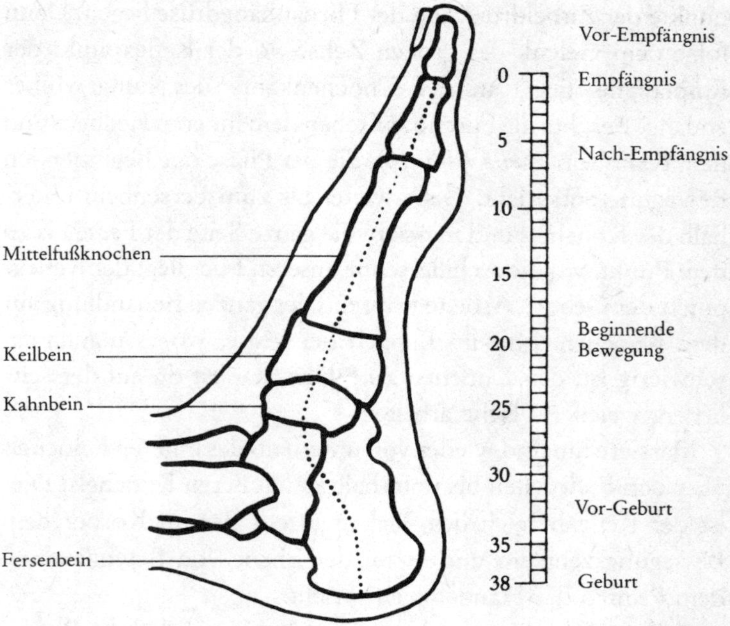

10 Schaubild des Fußes in Beziehung zum Praenatal-Muster

len. Die Empfindungsfähigkeit deiner Finger ist weit mehr an das angeschlossen, was getan werden muß, als dein denkendes Bewußtsein, also laß dich von ihnen führen. Du kannst jeden Finger benutzen und jede Art von Bewegung oder Druck anwenden, die deiner momentanen Empfindung entspricht. Die Bewegung kann z.B. kreisförmig, ertastend oder vibrierend sein, als ob du ein winziges Cello spielst. Du wirst verschiedene Arten von Druck zwischen sehr leicht und ganz fest erfahren und wirst abwechselnd verschiedene Finger benutzen. Tu einfach, was sich richtig anfühlt.

Bearbeite die ganze Außenseite des großen Zehs, insbesondere die obere und untere Ecke des Zehnagels, wo die Reflexpunkte der Zirbeldrüse und der Hirnanhangdrüse liegen. Dann folge dem Gelenk des großen Zehs, wo der Reflexpunkt der Empfängnis liegt, an der Knochenkante des Fußgewölbes entlang. Beachte die Furche zwischen dem inneren Keilbein und dem Kahnbein *(siehe Abb. 10)*, die der Phase der Beginnenden Bewegung entspricht. Gehe weiter bis zum Fersenbein unterhalb des Knöchels und massiere die ganze Seite der Ferse bis zu dem Punkt, wo die Achillessehne ansetzt. Hier liegt der Reflexpunkt der Geburt. Arbeite während der ganzen Behandlung auf dem Knochen. Nur im Bereich der Ferse, wo es manchmal schwierig ist, den Knochen zu fühlen, kannst du auf der seitlichen, weichen Fläche arbeiten.

Massiere hin und wieder von unterhalb des inneren Knöchels über den Fußrücken bis unterhalb des äußeren Knöchels. Dies ist der Reflexbereich des Beckengürtels, der im Körper dem Bewegungszentrum und – auf der Ebene von Bewußtsein – dem Prinzip des Handelns entspricht.

Während der Massage kann es vorkommen, daß der Patient sagt, daß einige Bereiche schmerzhafter sind als andere, oder du kannst feststellen, daß einige Bereiche sich muffig oder gestaut anfühlen. Nimm es einfach zur Kenntnis und laß es dann wieder los. Arbeite in diesen Bereichen nicht absichtlich länger als in anderen, vermeide sie aber auch nicht. Behandle den ganzen Fuß auf die gleiche Art und Weise. Beruhige den Patienten, daß er sich keine Sorgen zu machen braucht, wenn seine Füße einschlafen! Das beruht gewöhnlich auf einer Durchblutungsstörung.

Nachdem du 30 Minuten gearbeitet hast, streiche abschließend über den ganzen Fuß. Du kannst, wenn du möchtest, ein paar Minuten lang arbeiten, ohne den Fuß zu berühren, wobei deine Hände mit ein wenig Abstand vom Fuß dem Knochenrand folgen.

Dann arbeite auf die gleiche Weise am anderen Fuß. Nachdem du beide Füße massiert hast, wasche deine Hände unter kaltem Wasser, das die Poren nicht öffnet, um überschüssige Energie zu entfernen, die du vielleicht vom Patienten übernommen hast.

Die Hände

Beginne mit der Arbeit an den Händen auf die gleiche Art wie an den Füßen. Sammle dich über der rechten Hand, bevor du sie tatsächlich ergreifst. Das Muster, dem du folgst, verläuft an der Außenseite des Daumens entlang der Knochenkante von der Daumenkuppe bis zum Handgelenk. *(Siehe Abb. 11)*. Massiere

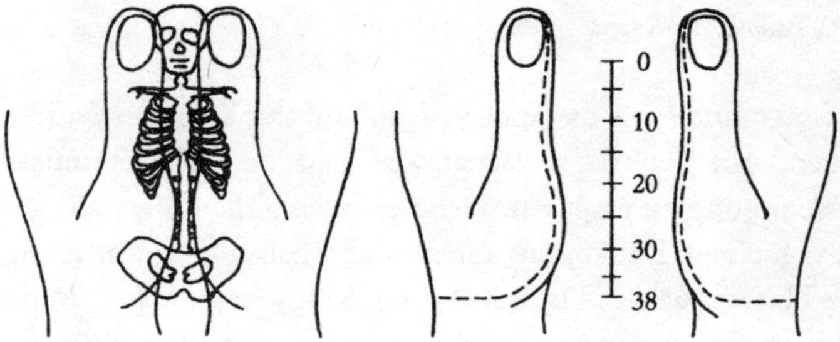

11 Schaubild der Hände

auch hin und wieder auf dem Rücken des Handgelenkes auf die gleiche Art wie über den Fußrücken. Nach der rechten Hand arbeite an der linken weiter. Massiere beide Hände für jeweils 5–10 Minuten oder auch länger, wenn der Patient es wünscht.

Der Kopf

Laß den Patienten auf einem Stuhl sitzen und stelle dich hinter ihn. Sammle dich in deiner Mitte, während du gleichzeitig deine Hände eine Weile über seinem Kopf hältst. Dann massiere von der Mitte der Schädeldecke zur Schädelbasis auf einer mittleren Linie auf und ab. *(Siehe Abb. 12)* Gebrauche eine Hand für die

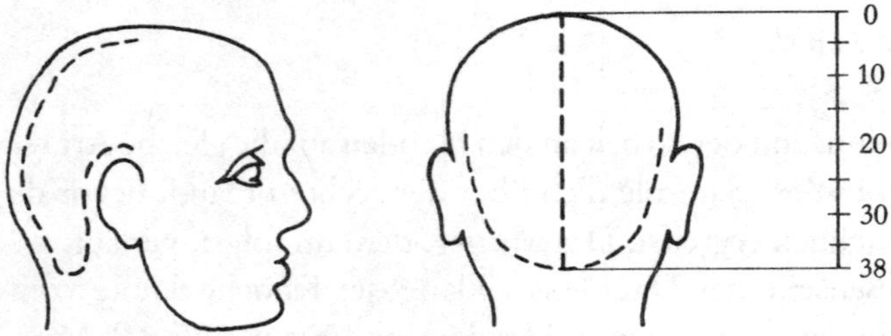

12 Schaubild des Kopfes

Massage und lasse die andere leicht auf der Stirn des Patienten ruhen, um den Kopf zu stützen und den Nackenmuskeln Anspannung zu ersparen. Hebe ein wenig die Finger an, wenn du von einem Punkt zum anderen übergehst, damit sie nicht an den Haaren ziehen. Die Berührung kann sehr sanft sein. Massiere auch entlang des Schädelbasisrandes vom Hinterhauptloch bis zu den Warzenfortsätzen, dann hinter den Ohren entlang bis an ihren oberen Ansatzpunkt. Dieser Bereich entspricht dem Beckengürtel. Gebrauche hierfür entweder beide Hände gleichzeitig oder jeweils nur eine Hand. Fühle dich frei und laß dir von deinen Händen sagen, was zu tun ist.

Der Kopf kann 10 Minuten oder länger massiert werden. Der Patient fühlt sich danach meistens glücklich und entspannt, deswegen störe ihn nicht und laß ihn für ein paar Minuten allein, während du deine Hände unter kaltem Wasser wäschst. Gewähre deinem Patienten nach jeder Massage Zeit und Raum, ruhig zu sein, wenn er es wünscht.

Rechts / Links

Normalerweise fängt die Massage mit dem rechten Fuß oder der rechten Hand an und geht dann über zur linken Seite.

Die rechte Seite repräsentiert das, woran der Patient in seinem Leben gerade arbeitet; sie zeigt, was er aus seinem Leben macht. Die linke drückt die schlummernden, potentiellen Muster aus, diejenigen, mit denen er ins Leben kam, die aber noch im Ungewissen gehalten werden. Indem wir an der rechten Seite anfangen, scheint die Lebenskraft den Weg freizumachen, damit die anderen Muster sich entfalten können.

Gelegentlich kommt es vor, besonders bei Kindern, daß ein Patient dich bittet, mit dem linken Fuß anzufangen, als ob seine Lebenskraft darauf hinweist, daß die verborgenen Muster sofort bearbeitet werden müssen. Wenn dies geschieht, geh auf den Wunsch ein. Danach gibt er dir gewöhnlich sehr bereitwillig den rechten Fuß, darum bestehe nicht darauf, mit dem rechten Fuß anzufangen.

Versuche, wenn möglich, beide Füße in einer Behandlung zu massieren, um Einseitigkeit zu vermeiden!

Wie lange, wie oft?

Es ist wichtig, einem Erwachsenen nicht öfter als einmal pro Woche eine einstündige Fußbehandlung zu geben, das bedeutet eine halbe Stunde pro Fuß. Mehr als das kann Chaos oder Verwirrung auslösen, da das innere „Mobiliar" dann zu schnell umgestellt werden würde. Es ist wesentlich für den Patienten, zwischen den einzelnen Behandlungen die Zeit zu haben, sich neu zurechtzufinden. Die Massage zu oft anzuwenden, würde einen Eingriff in das natürliche Zeitmaß der Lebenskraft bedeuten und Unausgeglichenheit bewirken. Nur in Krisenzeiten machen wir eine Ausnahme; dann kann die Behandlungsdauer von einer Stunde überschritten und auf mehrere Tage verteilt werden, jedoch nicht auf mehr als zehn Minuten pro Fuß täglich. Die Massage kann natürlich auch für jeden anderen Patienten über eine Woche verteilt gegeben werden.

Anders bei Kindern. Sie bewegen sich nach einem weitaus schnelleren inneren Zeitmaß, deshalb können sie mit häufigeren Behandlungen leichter umgehen. Einem Kind fällt es schwer, lange stillzusitzen. Deshalb können Kinder im Abstand von einigen Tagen oder sogar täglich für ein paar Minuten behandelt werden. In diesen Fällen ist es offensichtlich besser, wenn die Eltern des Kindes die Massage geben. Ein mongoloides Mädchen, das wir kennen, liebt es so sehr, seine Füße massiert zu bekommen, daß es sie jede Nacht vor dem Einschlafen aus dem Bett herausstreckt. Sie kann ganz zufrieden auch ohne etwas zu trinken oder eine Gute-Nacht-Geschichte zu Bett gehen, aber sie wird sich bitterlich beklagen, wenn ihre Füße nicht gerieben werden.

Die Hände und der Kopf können jeweils so oft und so lange massiert werden, wie der Patient es wünscht. Sie drücken die sekundären Funktionen – Handeln und Denken – aus, deswegen ist die Wirkung ihrer Massage nicht so weitreichend wie die der Füße. Die Füße dagegen drücken die Primärfunktion des Universums aus: Bewegung; daher hat die Massage an ihnen eine viel größere Wirkung, und es ist möglich, sie zu übertreiben.

Wir können also feststellen, daß die eigentliche Behandlung sehr leicht zu geben ist: Eine einfache Massage der Reflexpunkte der Wirbelsäule entlang der inneren Knochenkante der Füße und Knöchel, der Hände und Handgelenke, die Mittellinie des Kopfes abwärts und hoch bis zu den Ohren. Wie lange die Behandlungen gegeben werden sollten, ist schwerer zu sagen, nur der Patient kann das wirklich wissen. Er mag nur eine

Behandlung haben wollen, er kann sich aber auch wünschen, mehrere Wochen oder Monate lang behandelt zu werden. Fang mit einem Mal pro Woche an, dann warte ab und schau, was sich entwickelt. Der Patient kann sich entschließen, ein paar Wochen lang zu kommen, und dann kommt er vielleicht nur noch jede zweite Woche oder einmal monatlich. Seine Lebenskraft weiß, was er braucht, und er muß die Möglichkeit haben, sich frei entscheiden zu können. Wenn sich ein Patient also plötzlich entschließt, die Behandlung abzubrechen oder nicht zu der vereinbarten Verabredung kommt, dann dränge ihn nicht. Es kann sein, daß seine Lebenskraft ihm sagt, daß er erstmal genug hat, daß er nicht bereit oder in der Lage ist, mehr zu arbeiten. Patienten wählen ihre Behandler und bestimmen die Häufigkeit ihrer Besuche, indem sie ihre eigene innere Autorität entdecken und ausüben.

Der Behandler

Während du eine Behandlung gibst, können bestimmte symptomatische Zustände in dir auftreten und es ist gut, darauf vorbereitet zu sein und zu wissen, wie man damit umgehen kann. Sie haben an sich keine Bedeutung, sie sind einfach Erscheinungsformen von Energie, die vom Patienten kommt und in dir erfahrbar wird. Aber wenn du dich nicht von ihnen befreist, kann es bei dir zu leichten Kopfschmerzen, Übelkeit oder Müdigkeit führen. Folgende Arten von Zuständen oder ähnliche können auftreten:

1. Deine Finger oder Hände fangen an, sich schwer wie Blei zu fühlen. Sie können auch heiß werden oder pochen. Wenn dies geschieht, schüttle deine Hände gut aus und wasche sie sofort nach Beendigung der Behandlung, wie sonst auch, unter kaltem Wasser.

2. Ein Gefühl allgemeiner Müdigkeit. Es tritt besonders häufig in der Behandlung geistig behinderter Menschen oder der eigenen Kinder auf, weil sie sehr bereitwillig ihre Energieblokkierungen lösen. Hierbei ist es nötig, daß du dich in deiner Mitte sammelst, damit du die Müdigkeit abschütteln kannst. Es kann hilfreich sein, sich reines, weißes Licht vorzustellen, das von deinem Herzen ausstrahlt und deinen ganzen Körper erfüllt, bis du zu einem Lichtball geworden bist. Strahle das Licht aus dir heraus und schicke die Energie auf den Lichtstrahlen fort; dadurch kann sie nicht in deinem Körper bleiben und dich müde machen.

In gleicher Weise kannst du mit einem leichten Schmerz umgehen, den du irgendwo in deinem Körper spürst. Laß dich nicht davon beunruhigen, denn es ist nicht dein Schmerz. Schicke ihn auf den Lichtstrahlen fort.

3. Gähnen, husten, rülpsen, niesen, seufzen: unterdrücke diese Reaktionen nicht. Ermutige sie vielmehr oder übertreibe sie sogar. Gähne wirklich kräftig – entschuldige dich bei deinem Patienten, wenn du möchtest, und versichere ihm, daß du nicht wirklich so müde bist. Das befreit dich von der Energie, die du aufgenommen hast.

Das Empfängnis-Muster

Eine Erweiterung der Arbeit mit dem Praenatal-Muster ist die Arbeit mit dem Empfängnis-Muster, bei der wir nur in dem Bereich genau über dem Empfängnis-Punkt arbeiten.

Vor der Empfängnis ist alles, was wir einmal werden, im Bereich des Abstrakten vorhanden. Indem wir den Körperbebereich massieren, der ihm entspricht, richten wir unsere Aufmerksamkeit auf das, was im Begriff ist, geschaffen zu werden, aber noch nicht in Materie eingetreten ist. Die Lebenskraft kann auf die einströmenden Einflüsse direkt einwirken und erlaubt uns, uns auf die Empfängnis hinzubewegen, ohne daß sich diese Einflüsse in uns niederschlagen müssen. Wir befinden uns jedoch in der Dimension von Zeit, und diese Einflüsse haben bereits Gestalt angenommen.

Da wir jetzt außerhalb der Zeit arbeiten, im Bereich der Vor-Empfängnis, kann der Zweck der Verhaftungen in der Zeit erkannt werden; ihr Drang danach, sich zu verfestigen, wird unwesentlich. Auf diese Weise wird unser Entwurf verbessert und seiner Vervollkommnung näher gebracht.

Weil es im Bereich des Abstrakten keine Bindungen an Materie und Zeit gibt, können wir in dem entsprechenden Körperbereich so oft und so lange arbeiten, wie wir mögen. Trotzdem müssen wir den Bereich weiter massieren, der dem Praenatal-Muster entspricht, da wir nun einmal in Materie sind und sich unsere Wesensmerkmale verkörpert haben.

Wir können die Arbeit mit dem Empfängnis-Muster an uns selbst, an anderen oder auch an Menschen ausüben, die nicht bei uns sind. Der Bereich dieser Arbeit befindet sich oberhalb der ersten Gelenke der großen Zehen oder Daumen und auf der Mitte des Kopfes. Wir können sie einfach nur berühren oder mit einer leichten, vibrierenden Bewegung massieren. (*Siehe Abb. 13*).

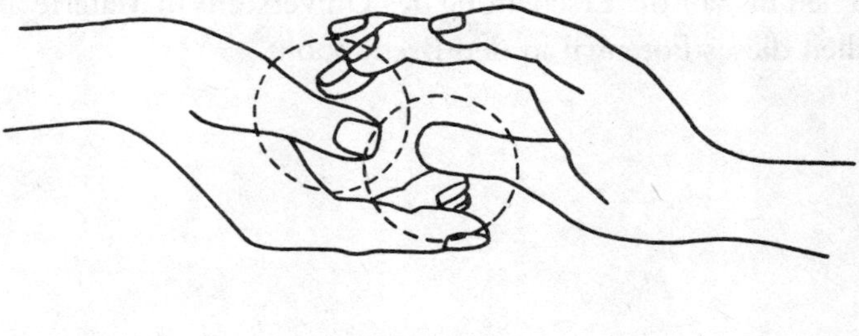

13 Das Empfängnis-Muster

Eine andere Art, damit für uns selbst oder für jemanden, der nicht anwesend ist, zu arbeiten, besteht darin, die Hände mit den Handflächen aufeinander zu legen, wobei die Finger in entgegengesetzte Richtung weisen. Dann lassen wir unsere Hände soweit auseinandergleiten, bis einer der Finger jeder Hand einen Punkt an der Außenkante jedes Daumens oberhalb des ersten Gelenkes berührt. Wir können auch die Reflexpunkte der Hirnanhangdrüse oder der Zirbeldrüse als Berührungspunkte wählen. Auf diese Weise stellen wir einen endlosen Energiekreislauf her. Um mit uns selbst zu arbeiten, stellen wir in Gedanken unseren Namen in den Kreis und bleiben darin solange anwesend, wie wir es wünschen. Wenn wir für einen anderen arbeiten, tun wir das gleiche, nur stellen wir dabei seinen Namen in den Kreis. Da wir uns außerhalb von Zeit, Raum und Materie befinden, spielt der Aspekt der Motivation dabei keine Rolle. Unser Wille kann nur auf das einwirken, was schon verkörpert ist, nicht auf das, was bis jetzt nur als Möglichkeit vorhanden ist. Gleichwohl machen wir uns selbstverständlich kein Bild von ihm, wie er als gesunder Mensch wäre, und wir richten unsere Aufmerksamkeit auch nicht auf sein Leiden oder seine Schwierigkeiten. Wir stellen einfach den Namen des Abwesenden in den Kreis und halten ihn darin anwesend. Wir können unsere Familie in den Kreis stellen, Tiere, die Stadt, in der wir leben oder das Land, die Erde oder das Universum. Wir reichen bis vor die Erschaffung des Universums in Materie und stellen dieses Potential in den Brennpunkt.

10 Schlußfolgerung

Jeder Mensch,
alle Ereignisse in deinem Leben
sind da, weil du sie selbst angezogen hast.
Was du mit ihnen anfängst,
ist deine Sache.

RICHARD BACH[21]

Da das Universum sich im Zustand ständiger Ausdehnung befindet, ist auch unsere Reise auf Erden eine Reise der Ausdehnung. Die erste einzelne Zelle wächst heran zu einem Embryo, der im Alter von 4 – 5 Monaten sein Bewußtsein von sich selbst abwendet, um etwas anderes als Selbst zu entdecken, wobei er seine Umgebung im Mutterleib zielbewußt erforscht. Bei der Geburt treten wir in die Welt ein und fangen an, sie mit unseren Sinnen, Händen und Zehen zu begreifen. Schließlich fangen wir an zu laufen, und dieser Drang ermöglicht es uns, uns von unseren Eltern weiter wegzubewegen, so daß wir die Welt entdecken können. Da wir heranwachsen und gesellschaftlich geprägt werden, müssen wir unser Bewußtsein erweitern, um über diese Prägungen hinauszugehen. Wir überschreiten unsere Grenzen, indem wir das Elternhaus verlassen und uns um tieferes Verstehen bemühen. Wir beginnen, das Universum mit unseren Gedankenkräften und unserer Intuition zu erforschen.

Diese Reise beginnt mit der Empfängnis und sie erfüllt sich mit der Ausdehnung in die höchste Ebene des Seins. Während der ganzen Reise sind wir voll dafür verantwortlich, wer wir sind und wer wir werden. Unsere Wahl besteht darin, ob wir diese Verantwortung übernehmen oder nicht, ob wir uns der Wandlung, der Evolution öffnen.

In der Metamorphischen Methode kommen wir mit den Grundlagen des Lebens und den ihnen zugrundeliegenden universalen Gesetzen in Berührung. Wir sind auf der aufregendsten und lohnendsten aller Reisen. Unser bewußtes Festhalten an einem starren Bild von uns selbst wird gelöst, und dem höheren Geist in uns wird der Raum gewährt, in dem er Kontrolle übernehmen kann. Selten ist es eine eindeutige oder auch nur leichte Reise. Immer wieder erfahren wir, daß wir blind arbeiten, während wir in dem Glauben sind, daß der Zweck erfüllt wird, daß sich ein Ganzes zusammenfügt, selbst wenn es ein Auseinanderfallen zu sein scheint. Blind zu sein, verlangt völliges Vertrauen in die Lebenskraft, daß sie das tut, was richtig für uns ist.

Unsere Füße sind die Kanäle für unsere Beziehung mit der Erde, und in ihnen liegt einer der Schlüssel zu den Kräften in uns, die uns heilen und uns mit Energie erfüllen. Wir erlauben unseren Fingern, an den Füßen zu arbeiten, sich dahin zu bewegen, wo sie wollen, zu erforschen, zu tasten, zu vibrieren und zu reiben. Wir erkennen an, daß die höhere Weisheit der Lebenskraft die Wandlungen hervorbringt, die wir brauchen. Das einzige, was wir tun, ist, ein Zeitgefüge zu lockern. Wenn ein Dachabfluß mit Blättern verstopft ist, ist es nicht gut, ihn zu rütteln und draufzuschlagen. Das einfachste ist, Wasser in das Rohr zu gießen und es leicht zu schütteln. Die Verstopfung wird in Bewegung geraten. So bewegt sich Leben ohne Kraftanwendung. So lange Leben vorhanden ist, kann sich unsere Fähigkeit, frei zu fließen, verwirklichen.

Wenn wir bestimmte Wesensmerkmale angezogen haben, warum wollen wir sie ändern? Wir ändern sie, damit wir den tieferen Zweck erkennen können, der jenseits von ihnen liegt. Wir haben die Wahl, das zu verlieren, was wir zu sein denken, und uns jenseits der Einflüsse, die uns zu dem gemacht haben, was wir sind, selbst zu finden. Wir haben die Wahl, entweder mit unserer Lebensauffassung nicht weiterzukommen oder neue Sichtweisen in uns zu öffnen, um zu sehen, was über sie hinausgeht. Nichts ist dauerhaft, nichts ist starr, daher liegt es an uns, die Verantwortung für unsere eigene Evolution zu übernehmen und anzufangen, über unsere Begrenzunen hinauszulangen. Unser Potential ist grenzenlos und wir haben die Wahl. Die letztendliche Wahl jedoch gehört dem Leben, und wir sind dieses Leben.

Anmerkungen

1. Paramahansa Yogananda, Wissenschaftliche Heilmethoden, München 1981/6
2. Evelyn Nolt, The Glory Which is Earth
3. J. Bronowski, Der Aufstieg des Menschen, Frankfurt/M., Berlin, Wien 1976
4. Einheitsbibel, Johannes 13
5. Muktananda, Selected Essays, herausgegeben von Paul Zweig, Harper & Row
6. James Rudolph Murley, The Sanity Book
7. Jonathan Daemion, Wholostic Phenomenology – Emotion and Consciousness
8. Jonathan Daemion, a.a.O.
9. Dr. Karl König, Meditations on the Endocrine Glands, Earth and Man
10. Dr. Karl König, a.a.O.
11. Newsweek, 24. Oktober 1977
12. Kahlil Gibran, Der Prophet, Freiburg i.B. 1977
13. Robert St John, Metamorphosis, Metamorphic Association
14. Die Bibel, Hesekiel 37
15. Ken Dychtwald, KörperBewußtsein, Essen 1981
16. Alexander Lowen, Bioenergetik, Reinbeck 1978
17. Robert St John, a.a.O.
18. Kahlil Gibran, a.a.O.
19. Bhagavad Gita, Stuttgart 1955
20. T.S.Eliot, Vier Quartette, Wien 1953
21. Kahlil Gibran, a.a.O.
22. Tokujiro Nanikoshi
23. Richard Bach, Illusionen, Berlin, Frankurt/M., Wien 1978

Erklärungen der Fremdwörter

Antrum mastoideum: Im Ohr, hinten oben an die Paukenhöhle anschließender Raum, von dem aus sich die Warzenfortsatzzellen nach unten erstrecken

cephalo-caudal: Kopf-Schwanz-wärts; hier: Längenwachstum

Divertikulitis: Entzündung der blind endenden Anhängsel von Hohlorganen (meist im Dickdarm)

Embryogenese: Die vom 16. – 75. Tag der Schwangerschaft erfolgende primitive Entwicklung der äußeren und inneren Körperform der Leibesfrucht

Endokrines System: System innersekretorischer (nach innen ausscheidender) Drüsen

Extraversion: Durch Konzentration der Interessen auf äußere Objekte gekennzeichnete psychologische Einstellung

Hedonismus: Streben nach Lust als Lebensprinzip

Hologramm: Mit Laserlicht hergestellte „Photographie", deren Wiedergabe ein dreidimensionales, „in der Luft hängendes" Bild ergibt. Wenn man ein *Hologramm* in der Mitte durchschneidet, ist das *gesamte* Bild in beiden Hälften enthalten. Dasselbe gilt, wenn diese Hälften nochmals halbiert werden und so weiter bis zum kleinsten Fragment.

Implosion: Eindrücken eines Gefäßes durch äußeren Überdruck; Gegensatz: Explosion

Introversion: Konzentration des Interesses (von der Außenwelt weg) auf innerseelische Vorgänge als Folge von Kontakthemmung oder -scheu. Gegensatz: Extraversion

Kyphose: Buckel, Rückgratverkrümmung nach hinten

proximo-distal: körpernah-körperfern; hier: von der Körpermitte ausgehendes Seitenwachstum

rezessiv: überdeckbar, nicht in Erscheinung tretend

Zygote: befruchtete Eizelle

Erläuterungen der Fremdwörter